Overdiagnosed

Making People Sick in the Pursuit of Health

過度診斷

我知道「早期發現、早期治療」，但是，我真的有病嗎？

H·吉爾伯特·威爾奇 (H. Gilbert Welch)

麗莎·舒華茲 (Lisa M. Schwartz)、史蒂芬·沃洛辛 (Steven Woloshin)｜合著

林步昇｜譯

自由學習 24

過度診斷：

我知道「早期發現、早期治療」，但是，我真的有病嗎？

作　　者 —— H・吉爾伯特・威爾奇（H. Gilbert Welch）、麗莎・舒華茲（Lisa M. Schwartz）、史蒂芬・沃洛辛（Steven Woloshin）
譯　　者 —— 林步昇
責任編輯 —— 文及元
行銷業務 —— 劉順眾、顏宏紋、李君宜

總　編　輯 —— 林博華
發　行　人 —— 涂玉雲
出　　版 —— 經濟新潮社
　　　　　　104 台北市民生東路二段 141 號 5 樓
　　　　　　電話：(02)2500-7696　傳真：(02)2500-1955
　　　　　　經濟新潮社部落格：http://ecocite.pixnet.net

發　　行 —— 英屬蓋曼群島商家庭傳媒股份有限公司城邦分公司
　　　　　　台北市中山區民生東路二段 141 號 11 樓
　　　　　　客服務專線：02-25007718；25007719
　　　　　　24 小時傳真專線：02-25001990；25001991
　　　　　　服務時間：週一至週五上午 09:30-12:00；下午 13:30-17:00
　　　　　　劃撥帳號：19863813；戶名：書虫股份有限公司
　　　　　　讀者服務信箱：service@readingclub.com.tw

香港發行所 —— 城邦 (香港) 出版集團有限公司
　　　　　　香港灣仔駱克道 193 號東超商業中心 1 樓
　　　　　　電話：25086231　傳真：25789337
　　　　　　E-mail: hkcite@biznetvigator.com

馬新發行所 —— 城邦 (馬新) 出版集團 Cite(M) Sdn. Bhd. (458372 U)
　　　　　　41, Jalan Radin Anum, Bandar Baru Sri Petaling,
　　　　　　57000 Kuala Lumpur, Malaysia.
　　　　　　電話：(603) 90578822　傳真：(603) 90576622
　　　　　　E-mail: cite@cite.com.my

印　　刷 —— 漾格科技股份有限公司
初版一刷 —— 2019 年 9 月 10 日
ISBN：978-986-9783637　　　　　版權所有・翻印必究

定價：380 元　　　　Printed in Taiwan

推薦序
過度診斷，並不是追求健康的正途

文／楊志良

「早期診斷、早期治療」，這則標語人人朗朗上口。

現代人注重健康養生，因此不但各大醫院多設有美輪美奐的健檢部門，單獨設立的健康中心也如雨後春筍般不斷冒出，衛生主管機關也提倡且提供若干免費的健康篩檢，如子宮頸抹片、乳癌、大腸癌、口腔癌、成人健檢等等。這些健康篩檢在統計上確實也顯現早期診斷早期治療的功效，如子宮頸癌、大腸癌等。

但另一方面，凡是做過全身健檢的朋友，健檢報告上多少都有幾個「紅字」的經驗，顯示某些「指標」不在「正常」的範圍內，要做更多的檢查或治療，這些進一步的檢查或治療是否必要，常困擾者民眾（病人）、醫界，甚至衛生主管機關。

健康經濟學（health economics）有三項公認不滅的「定理」。一是**醫病之間資訊不對等**，就算網路上有關醫療的各項資料多如牛毛，但非專業人員不是看不懂，就是互相矛盾的建議及結論充斥，病患最後還是得聽「專家」的。

第二項「定理」是**供應誘導需求**，「多建一張病床，就多一個住院病人」（A built bed is a filled bed.），特別是在健保之下，病人基本上不用付費。同樣地，倘若醫師有時間或檢查設備（如 X

光機、CT、MRI、超音波等）排程有空，醫師對「原本不是那麼必要的病人」給予手術、檢查、住院等等，因為「理論上」可能有「X 百萬分之一或 XX 萬分之一的機會」是重症。

另一項「定理」則是**邊際效用（效果）遞減**。到目前為止，人免不了一死，愈到後來，更多的醫療，對健康帶來的效果愈少，反而常常是延長「痛苦」的生命。

醫師心中的價值觀是延長生命，但近代的想法若只是延長痛苦的生命，反而是一種錯誤，甚至是不合乎醫德是值得懷疑的。二〇〇〇年通過的緩和醫療條例，以及二〇一五年十二月十八日三讀通過、二〇一九年一月六日開始實施的「病人自主權利法」就是針對病人有權選擇「不要延長『痛苦』的生命」。

由於邊際效用遞減，因此二〇一六年美國人每人每年醫療費用是台灣的 3.4 倍（*2018 Taiwan Health and Welfare Report*，《中華民國一〇七年版衛生福利年報英文版》，衛生福利部出版），但因全民健保普及效用較佳的醫療，台灣的嬰兒死亡率及孕產婦死亡率遠低於美國。由於上述三項「定理」，必然有很多不必要甚至有害的醫療。

凡是醫療，不論口服或侵入性、放射性或造影，必定有風險，這方面的論文及著作繁多。最近美國約翰霍普金斯大學（Johns Hopkins University）八年有關病人安全的研究，僅在美國一年就有二十五萬人因醫療失誤而死亡（2016,03, *British Medical Journal*），比美國死亡原因第三位的心臟病死亡還多。

這本書是由三位美國資深醫療的共同著作，他們從高血壓、糖尿病，到攝護腺癌、乳癌等，發現有不少的過度檢驗及治療，認為應減少診斷。

　　追求健康，預防疾病並不只靠早期診斷；過度診斷，並不是追求健康的正途。然而，要改變人們（包括病患及醫界）既有的思維困難重重。最好的方法仍然是有一位你可信任，成為朋友，固定就醫的家庭醫師，就像書中的某些案例，醫師是完全站在病人的角度，衡量利弊得失，做出對於病人最佳利益的判斷及執行。

　　（本文作者為台灣高齡化政策暨產業發展協會理事長、亞洲大學教授榮譽講座教授，二〇〇九至二〇一一年曾任行政院衛生署〔現為衛生福利部〕署長。臺灣大學公共衛生研究所碩士、美國密西根大學公共衛生學院博士）

推薦序
救救正常人

文／吳佳璇

　　二〇一三年，美國精神醫學界大老艾倫・法蘭西斯（Allen Frances）寫了一本名為《救救正常人》（*Saving Normal*）的書，慷慨指陳精神醫學界不該逾越本分，寬鬆疾病定義，恣意將人生各種情緒起伏貼上疾病標籤，造成精神疾病大流行。

　　不只是精神醫學，整個醫界都陷入診斷狂熱。就我二十餘年行醫生涯記憶所及，血壓、血糖與血脂的正常值也數度下修，使得精神科診間不時出現愁容滿面的民眾，帶著「滿江紅」的健康檢查報告前來諮詢。

　　「你的檢查報告比我還正常。」我向舒張壓 132、總膽固醇 218 的病人掛保證，剛退休的她為了這些異常數值失眠好幾晚。

　　「真的嗎？醫生不擔心紅字喔？」病人將信將疑。

　　「其實，妳那五個紅字，其中四個幾年前算是正常。」

　　「蛤！正不正常怎麼會變來變去？」

　　我告訴病人，這些數字是學者專家開會決定的，一再調降則是為了降低未來罹患某些嚴重疾病的風險。換言之，醫界的主流思想是「早期診斷和治療可以保障延年益壽」，「多多診斷（與多多治療）是提升平均壽命不得不付出的代價」。

　　「你們真的要考慮病人的心情啦！隨便改個數字，可是會害慘我們這些原本健康的人，變得超沒安全感……」，病人雖繼續抱怨，表情已緩和許多。

　　除了下修正常值，各種篩檢工具盛行，包含愈來愈夯的基因檢測，也掀起另一波風潮。

　　根據家族癌症病史與基因檢測結果，好萊塢女星安潔莉娜‧裘莉（Angelina Jolie）為預防乳癌與卵巢癌，於二〇一三及二〇一五年，相繼接除兩側乳房與卵巢，引發熱議。有人盛讚裘莉勇敢面對，也有專家質疑，現階段的基因檢測，究竟是預防醫療，還是過度診斷？當醫療科技還無法做到基因修補或矯正即大肆推廣，是不是另一種醫療浪費？

　　我曾在多次演講拋出相關議題，有聽眾認為，基因帶原又不必然發病，何必讓自己生活在罹病的陰影下。也有人表示，在基因修補技術未成熟前，不會去做檢測。當然，希望及時掌握各種疾病風險，覺得篩檢多多益善的人，亦所在多有。

　　無論您是大力擁抱當代醫療科技，或一心想「救救正常人」避免過度診斷，務請繼續閱讀本書，保證收穫滿滿。

　　（本文作者為精神科醫師／作家／癌症與失智症病人家屬）

目錄

獻給家母
凱瑟琳・史密斯・威爾奇
（Katharine Smith Welch，1920–2010）

前言
我們的診斷狂熱

　　我生平第一輛車是一九六五年出廠的福特費爾蘭（Fairlane）旅行車，車身雖大但結構單純，有些維修工作我甚至能自己完成。引擎蓋底下空間很大、電子零件很少，油溫表和油壓表是唯二的引擎感知器。

　　至於我那輛一九九九年出廠的富豪（Volvo）可就截然不同了：引擎蓋下塞滿電子零件、沒有多餘空間，還有許多小型警示燈偵測車子各式各樣的功能，因此這些警示燈全都得連接至內部電腦，才能判斷何處故障。

　　從小到大，我見證了汽車的成長，不但較以往更加安全、舒適和可靠，工程設計也更為優異，只是不曉得這些進步跟那些警示燈有多大的關係。

　　引擎警示燈變得愈來愈精密。這些警示燈假如亮起，代表車輛可能出了問題，因此能遠在車輛性能受影響前測得異常，等於進行早期診斷。

　　你的引擎警示燈也許幫過大忙，提醒你去做重要的事（像是加油），進而避免日後產生更大的問題。

　　說不定你的經驗正好相反。

　　引擎警示燈也可能帶來問題，有時根本是虛驚一場（每次我開車壓過減速丘，就會有個警示燈亮起，提醒我冷卻系統出了問題）。通常，這類警示燈是真的發現異常才會亮起，但多半都不是特別要緊的問題（最好玩的是能偵測其他感知器是否失靈的警示燈）。最近，我的修車技師私底下告訴我，許多亮起的警示燈應該可以不予理會。

　　也許你決定要忽視這些警示燈，或早已把車子拿去維修，而技師只是恢復原廠設定，叫你再觀察燈是否又莫名亮起。

　　或者你倒楣到花錢把車送修，結果卻證明毫無必要，或花了好多次冤枉錢；又或者你真的衰上加衰，車子反而愈修愈爛。

　　若是如此，那你對過度診斷的問題已有些體悟了。

　　我不曉得這些警示燈的整體效用為何，可能利大於弊、也可能弊大於利。但可以肯定的是，這對汽車維修業絕對有所影響，即前往維修廠成了家常便飯的事。

　　我也知道，若我們這些醫生檢查得夠仔細，很可能會發現你的身體某處亮起紅燈。

定期檢查

　　我自己的身體很可能就亮了一些紅燈。身為五十多歲的男性，我成年後就沒再到醫院做定期健康檢查了。這並不是在自吹自擂，也不是要其他人效法。但由於我有幸受老天眷顧，一直以來都身強體壯，因此也很難說我少做哪些必要的檢查。當然，身為一名醫生，我每天都會看到很多同行，其中不少都是我的朋友

（至少他們在得知本書前沒跟我絕交），假如我是他們門診或自己門診裡的患者，不難想像會得到以下的診斷結果：

- 我的血壓會三不五時偏高，上班期間量血壓尤其如此（血壓計容易取得）。

  診斷：臨界性高血壓
- 我的身高 195 公分、體重 93 公斤，身體質量指數（BMI）是 25（「正常」BMI 值範圍是 20 到 24.9 之間）。

  診斷：過重
- 有時在飲食過後，我的胸口會感到灼熱難耐（蘋果汁和蘋果西打帶來的不適感尤其嚴重）。

  診斷：胃食道逆流
- 我經常會半夜醒來上廁所。

  診斷：良性攝護腺肥大症
- 我早上起床往往關節僵硬，都要好一陣子才能放鬆。

  診斷：退化性關節炎
- 我的雙手容易發冷，而且是真的冰冷，滑雪或雪地健行時造成的問題可大了，但辦公室裡也會發生（問我的患者就知道了）。喝咖啡會讓症狀惡化，喝酒則能有助減輕症狀。

  診斷：雷諾氏症（Reynaud's disease）
- 我必須把待辦事項列成清單才記得住，還時常忘記人名，學生的名字忘得特別快。我也得記下所有的個人識別碼（PIN）與密碼（假如有人需要，去我電腦裡查就好）。

  診斷：早期認知障礙

● 我家的馬克杯都固定擺在一個架子上，玻璃杯則固定擺在另一個架子上。內人不明白這個邏輯，每次由她把洗碗機的杯碗拿出來放，我必定得把所有東西重新歸位（小女從不幫忙清空洗碗機，但那是另一回事了）。我上班穿的襪子、跑步穿的襪子、冬天穿的襪子都有各自的收納空間，而且必須成雙成對排好才會收起來（這類例子不勝枚舉，多到你不會想知道）。

診斷：強迫症

好啦，我承認自己有點天馬行空了。我認為不會有人對我做出精神疾病相關的診斷（至少我直系親屬以外的不會如此），但只要看診時仔細詢問，再測量簡單的數值（例如身高、體重和血壓），確實可能做出前幾項診斷。

若醫生指示要進行其他檢驗，就可能做出更多診斷。即使是血液常規檢查（完整血球數值、電解質組合與肝功能指數）都包含二十多項獨立的數值，我很可能至少有一項數值異常。

另外還有造影檢查。許多人會在 X 光檢查報告發現「異常」。若我接受胸部 X 光檢查，照出肺部有個結節，我並不會感到訝異；若我去做腹部電腦斷層檢查，結果發現腎臟有顆囊腫，我也不會覺得意外。

再進一步的檢查，說不定會發現更多毛病。結腸內視鏡檢查後，可能會發現我腸內有息肉，畢竟同年齡層約三分之一有此問題。攝護腺切片檢查結果則可能發現少許癌細胞，許多男性即使攝護腺特異抗原（Prostate-Specific Antigen，PSA）篩檢結果正常會罹患此癌。而我的基因體八成也有各式各樣的基因變異。

　　平心而論，多數醫生都不會要求造影檢查，說不定連血液常規檢查都予以省略，但仍可能做出上述其中幾項診斷。

　　假如我被診斷出這些症狀，健康會有所改善嗎？我不覺得。我會不會拿到處方藥？很有可能。這樣的醫療服務好不好呢？我會說不好。但先別管我了，本書關注的對象是數百萬名美國人，他們享有不少人口中全球一流的醫療服務。當然，還有數百萬名美國人由於缺乏醫療險，因此受到的保障嚴重不足。這固然是現實的問題，但不是本書的主軸。而且正因為這群人的醫療資源有限，反而不太容易受到書中所列問題影響。本書探討的是醫學過度發達，以及我們愈來愈輕易做出診斷的傾向。

　　美國人向來都訓練有素，懂得重視自身的健康。我們身體潛伏著各式各樣的隱疾。傳統觀念都認為，我們與其渾然不覺地過日子，不如對這些隱疾有所覺知，進而採取相應對策，而且愈早發現愈好。因此即使我們自認健康，依然熱衷於種種能檢測出異常的先進醫療技術，也因此我們喜歡找出危險因子、樂見疾病防治宣導、接受癌症篩檢與基因檢測。美國人就是愛給醫生診斷，尤其是早期診斷。

　　毫不意外的是，現今我們得到的診斷數量已超越過去。實際上，我們正處於診斷泛濫的時代。傳統觀念也指出這個趨勢是件好事：及早發現問題才能拯救生命，這樣就有機會「早期發現，早期治療」。我們甚至相信，找出身體的毛病完全有利無弊。

　　但實情是早期診斷宛如一把雙面刃，確實有可能幫助部分患者，但絕對有一項潛在的危險，那就是過度診斷——檢測到的異常絲毫不會影響健康。

長壽卻不健康？

想想看，跟我同輩的人都屬於嬰兒潮世代，即出生於第二次世界大戰後生育率的高峰期，日後陸續引領了一九六〇年代多項重大社會運動，包括黑人民權運動、女權運動和反越戰示威，也催生了那個時代的反主流文化：性、毒品和搖滾樂。他們長大成人後，自己便成了主流文化，不但取得政治權力，也累積了巨大財富。如今，許多電視廣告打造出退休生活的全新願景，讓他們可以持續追求夢想，譬如阿默普萊斯金融公司（Ameriprise）的廣告中，已故男星丹尼斯・霍柏（Dennis Hopper）說：「我真不覺得你會甘願玩推盤之類的無聊遊戲，懂嗎？」（背景那震天價響的音樂，是經典搖滾金曲〈給我一些愛〉〔Gimme Some Lovin'〕撼動人心的樂句）高中時期的美好回憶再度浮現，我愛死那首歌了。

然而，我後來在《華盛頓郵報》（*Washington Post*）讀到一篇文章指出，嬰兒潮世代的確得做好準備，退休生活可能跟想像的截然不同[1]——因為他們的健康拉起警報。多項大型全美調查顯示，二戰前出生且屆齡退休的民眾之中，57%自認身強體壯，但嬰兒潮世代只有 50% 如此認為；二戰前出生的民眾之中，56%表示在退休時已有慢性疾病，但同年齡的嬰兒潮世代，慢性疾病的比例達到63%。難道嬰兒潮世代的身體比自己的父母還差嗎？

幾週後我出席了一場醫學會議，其中一位與會者報告美國衛

生及公共服務部（U.S. Department of Health and Human Services，
HHS）針對《二〇一〇健康國民白皮書》（*Healthy People 2010*）
的期中評鑑結果。這項計畫是由聯邦政府推動，目的在延長壽
命、促進生活品質。壽命的長短是以平均餘命來衡量，即目前美
國人的平均壽命；生活品質則是以健康平均餘命來衡量，即美國
人處於健康狀態（沒有罹患心臟病、中風、癌症、糖尿病、高血
壓和關節炎等疾病）的平均壽命。該講者亮出彙整一九九九年至
二〇〇二年資料的表格，顯示平均餘命從 76.8 歲增至 77.2 歲，
多了六個月，但健康平均餘命居然從 48.7 歲減至 47.5 歲，少了
超過一年。

　　由此看來，該計畫的目標只達成一半：壽命本身確實正在延
長（民眾活得更久），但健康壽命卻隨之減少（民眾無病無痛的
日子減少）。難道我們活得長壽卻犧牲健康了嗎？這實在讓人難
以置信，但還有另一項可能：我們活得更久也更健康，只是愈來
愈容易讓人告知自己生病了。

　　有些人可能認為，多診斷（與多治療）是提升平均壽命必須
付出的代價；這項看法的前提是，唯有早期診斷和治療可以保障
延年益壽。但由於其他因素更為重要（譬如不抽菸、充分營養、
重症醫療等），因此很可能無論診斷的多寡，平均壽命依然會增
加。況且對許多人來說，壽命長短不是唯一目標，當前更需要研
究的問題是：當前醫療體系是否帶來更多的疾病與失能？

關於本書

　　家母自認了解這本書的內容。年近九十歲的她嚴重失智。幾個月前，她拿起我寫的第一本書，大聲讀出書名：「我應該接受癌症篩檢嗎？」隨後語氣堅決地回答：「當然不要！」（小叮嚀：她的回答堪稱本書內容的極度精簡版）。

　　當時，她問我下一本書的內容為何。我便試著解釋給她聽，她建議書名取為「我應該接受疾病篩檢嗎？」雖然這個書名不大響亮，但至少讓你有個概念。本書探討的是，美國醫學界是否把太多人貼上「生病」的標籤。

　　如前所述，傳統看法是愈多的診斷（尤其是愈早確診）就有愈好的醫療照護，背後邏輯約略等於：愈多的診斷代表愈多的治療，而愈多的治療愈能促進健康。對某些人來說也許確實如此，但從另一面來看，診斷數量的上升可能讓健康的人更加沒安全感；而且說來諷刺，還可能危害健康。而且過多的診斷會導致過多的治療，即治療那些不太礙事或毫無影響的症狀。當然，過多的治療真的可能造成傷害；基於過多診斷而進行的治療，說不定比疾病本身更可怕。

　　更確切來說，本書探討的是過度診斷，聽起來只是「過多的診斷」，但其實有更精確的定義：所謂的過度診斷，係指診斷出的病況並不會引發任何症狀或導致死亡。

　　因此，我在前幾頁中自行診斷出一些病況中，有些並不屬於過度診斷，因為我的確有胸口灼熱、雙手冰冷等等症狀（不過也可能是過多的診斷，畢竟症狀都算輕微）。但血壓與體重偏高之類的診斷不牽涉任何症狀，可能就有過度診斷的疑慮；而我在接受後續檢查後得到的所有診斷，同樣可能是過度診斷。換句話說，唯有醫生在患者毫無相關的症狀時做出診斷，才可能出現過度診斷的情形。儘管醫生在評估不相關病況的過程中，也可能意外做出過度診斷，但造成過度診斷的主因，通常是組織篩檢或定期檢查時，醫生設法進行早期診斷。因此，過度診斷是對於早期診斷熱衷的結果。

問題在於，除非當事人自願放棄治療、毫無症狀地度過餘生，最後出於其他原因死亡，否則我們醫生無從得知患者是否被過度診斷。但可以確定的是，若我們針對健康民眾的診斷愈來愈多，就更可能做出過度診斷。

過度診斷在醫學界是相對近期的問題。過去，民眾身體健康時不會看醫生，通常等到症狀出現才會看病。此外，醫生也不鼓勵健康的民眾看病，結果就是以前醫生做出的診斷比現在少。

但這樣的思維模式已有轉變。早期診斷成為目標，民眾即使健康也要看病，醫生設法及早找出疾病。愈來愈多人在疾病初期就檢查出來。於是，我們做出更多診斷，包括診斷根本沒有症狀的人，有些人必定會出現症狀，有些人則沒有任何症狀──這就是被過度診斷的一群人。

因此，過度診斷的問題直接源於受到診斷人數的增加，包括確定有症狀的患者，以及無症狀僅有異常的民眾。而隨著「異常」的定義愈來愈廣泛，這個問題也就愈來愈嚴重。

本書目的是列出各項資料，指出過度診斷如何發生、何以可能導致危害並且深究問題的根源。我希望幫助你運用批判能力，思考過早遭人判定成患者是否妥當。

容我說明為何你應該關注過度診斷的問題。因為醫生無從得知哪些人是過度診斷，所以遭受過度診斷的患者往往會接受治療。但對於這些患者沒有任何好處，畢竟本來就沒東西可醫（既不會出現症狀又不會死於病況），因此根本不需要治療。過度診斷只會適得其反。真相簡單明瞭：幾乎所有治療都可能造成危害。

非關本書

本書不會告訴你生病時該怎麼辦，也不是寫給少數亟需醫療的重症患者，而是寫給目前（或曾經）健康無虞的多數民眾，與只罹患單一疾病、恐被診斷出其他疾病的人；本書也無意為粗心的診斷結果道歉。對於飽受病痛所苦的人，診斷確實無比重要，而且必須做得精準到位。無論在本書中讀到任何看法，請勿解讀成生病時不給醫生診斷較好。最後，本書並非在譴責整個美國醫學界，也無意鼓吹民眾尋求另類療法。我自己是西方傳統醫學訓練出身，也認為醫生對社會有莫大的貢獻。假如你生病了，請乖乖看醫生。

最後說明：名字與語言

進入正文之前，我覺得有必要針對書中名字與用詞稍加說明。本書有許多故事，可能是關於我的患者、朋友或一路上遇到的人。這些故事內容全都屬實，但名字都有所改變。我沒更動臨床紀錄相關的資訊（例如性別、年齡、症狀和經歷），但修改了可能足以認出個人的資訊（例如對方來自紐約或紐澤西──小女八成會說：「最好這很重要啦！」）。

再來就是「疾病」（disease）一詞。這個詞彙有各式各樣的意思，但字源其實十分精確：字首「dis」意為「沒有」，字根「ease」（舒適）更不必解釋。「disease」有個同義詞是「discomfort」（不適）。雖然該詞彙還有其他完全合理的定義，本書凡是提到「疾病」，都是指患者主觀感受的病況，即會產生症狀的疾患或失調。

「異常」（abnormality）一詞則有不同的用意。我會用這個詞彙來形容醫療專業人員判定的結果，但患者本身卻無主觀感受。有些再熟悉不過的異常（像是高血壓和高膽固醇）有時會稱為病況，好跟疾病區隔。

我在書中偶爾會用「醫療照護人員」（health-care provider）這個籠統的詞彙，但為了簡潔起見，我往往會直接使用「醫生」一詞。這不是要排除其他照護人員，反而是正視醫師助理與專科護理師日益重要的角色，在一般醫療（primary care，另譯為基層醫療或初級照護）時尤其如此（此階段會做出許多診斷）。

最後，快速交代一下代名詞的使用。最常見的就是「他」（he）和「她」（she）。當然，患者可能是男性或女性，醫生也是如此（不過達特茅斯醫學院在學學生中，女性多於男性）。我沒找到一個滿意的方式，處理英文缺乏中性單數代名詞的問題。單純用「他」或「她」久了顯得彆扭，改用「they」（他／她們）又會惹得家母不開心。所以只要情況允許（部分疾病只限單一性別），我會把兩個代名詞交替使用。

　　然後是書中的「我們」（we），「我們」通常指的是「我們醫
生」或「我們醫療照護人員」（我的「通常」意思是「大約九成
的情況」，但我懶得去計算正確的機率）。我使用「我們」是要傳
達醫生的專業觀點，包括我們在醫學院所學、住院醫生的訓練、
行醫累積的經驗。簡單來說，我會設法讓你對我們的看法有所概
念，這並不是說我們的看法必定一致，而是我們確實有共同的經
歷，你應該對此有些理解。

　　有時「我們」指的是「一般民眾」，你我都是社會的一分子，
隨時可能成為患者。我們所有人都會面臨相關抉擇，思考該如何
跟醫療體系打交道。每當我有意傳達這項觀點時，就會把「我們」
改成「一般民眾」。

　　「我」則代表我自己、作者，但其實也是另一個「我們」，因
為本書其實是三位作者合著：麗莎・舒華茲（Lisa M. Schwartz）
醫師、史蒂芬・沃洛辛（Steven Woloshin）醫師，以及我自己；
但為了避免跟其他的「我們」混淆，才必須用「我」來巧妙替換。
在此也要特別說明，我們的聲音包含了兩項觀點：我們三位作者
都是跨足學術界的醫生，兼顧看診、教學與研究；但我們畢竟也
是人，因此可能成為患者。身為一般人，我們十分憂心醫學的大
肆擴張，從而讓許多人就此成為患者。正是上述醫學與個人兩項
觀點的融合，成了撰寫本書的動機。

注

1.　Rob Stein, "Baby Boomers Appear to Be Less Healthy than Parents," Washington Post, April 20, 2007.

第一章
話說從頭
健康民眾成了高血壓患者

　　乾脆話說從頭吧。過度診斷源自於一項常見病況的診斷與治療：高血壓。

　　不過才寫了一小段，我便能料到醫學界與公衛同仁內心的憂慮（「他真的要一開始就建議我們停止診斷高血壓嗎？我們目前對高血壓的診治根本不夠。」）其實，高血壓的診治是醫生平日工作至關重要的一環，我們也確實有做的不足之處。有些未檢查到高血壓的患者，就會大幅受益於高血壓的治療。

　　但不可否認的是，我們的診治太過氾濫。有些人接受的診斷與治療毫無必要，他們正是被過度診斷的一群人。醫學界會對無症狀的人進行治療，大概是從高血壓這個病況開始[1]。在二十世紀末前，醫生多半只會開藥給有疾病症狀的患者。但高血壓改變了這個慣例。忽然間（也就是未感受到身體不適的人）開始接受診斷與治療。健康的人成了高血壓患者，健康的人成了患者，大幅翻轉過去的思維。而在毫無症狀時便做出高血壓的診斷，確實可以避免某些人罹患有症狀的疾病，代價卻是讓永遠不會有相關症狀、也不會死於高血壓的人確診高血壓，這就是所謂的過度診斷。

真正需要治療的病況

我在佛蒙特州白河口鎮（White River Junction）一家由美國退伍軍人事務部（Department of Veterans Affairs）管理的小型醫院服務。行醫生涯初期，我每年都會花一兩個月照顧病情嚴重到住院的患者。某天晚上，我在急診室接到一位五十七歲男性，主訴為嚴重的胸痛。這位先生名叫勒梅（Lemay），說他胸痛發作得愈來愈頻繁，有時是走路或施力時會感到胸痛，有時什麼都沒做也會胸痛。

胸痛一詞在醫學上有著近乎神奇的特質，是促人採取行動的強大催化劑，可以引發一連串的檢查與干預，因為胸痛有時代表心臟病發，也就是美國人的首要死因。患者只要提到胸痛，我們會迅速做幾件事，像是額外補充氧氣、開阿斯匹靈、檢查心電圖等。勒梅先生的心電圖明顯異常，可以看到心臟的部分氧氣不足，是心臟病發的前兆。

但明顯異常的不只如此。他的血壓數值為 202/117。血壓都是以兩項數值呈現：前面的數值（即 202）稱為收縮壓，反映了心臟收縮後在動脈產生的最大壓力；後面的數值（即 117）稱為舒張壓，反映了心臟收縮前在動脈產生的最小壓力。換句話說，就是心臟最放鬆的時刻。若有人問：「正常的血壓是多少？」醫生通常會回答：「120/80」。但醫生常常見到高於標準值的血壓，問題在於：「異常的血壓是多少？」大部分的醫生都會同意，只要收縮壓高於 160 或舒張壓高於 90，就可以判定血壓異常偏高。我們也都會同意，202/117 是異常偏高的數值，真的很高，根本是太高了。

　　由於心臟病發是一大隱憂，因此我讓勒梅先生住進加護病房。我們施打了藥物來降低他的血壓，胸痛的症狀隨即消失了，他也沒有心臟病發。但若用現今的標準來看，他可能早已算心臟病發了。當時是一九九〇年代，尚無檢查肌鈣蛋白濃度（心臟是否受損的高敏感度指標）的慣例，只能綜合心電圖結果與相對粗糙的實驗室數據做出診斷。我個人猜測，若時空換成現在，勒梅先生的診斷結果會是輕微心臟病發，即心內膜下心肌梗塞。儘管如此，兩天後他就出院回家了。至今已過了十五年，他再也沒有進過醫院。

　　勒梅先生如今已七十二歲，我每年在門診見到他兩次。他的身體非常硬朗，我其實沒幫他什麼忙，唯一能做的就是確實控制他的血壓。這既不值得炫耀也不大困難，當然也不一定要醫生出馬（護士、專科護理師和醫師助理可以做得一樣好）。雖然一切都很難說，但我很肯定，要是他的高血壓沒有被診斷出來、予以適當治療，勢必早在多年前就撒手人寰了。當然，他是因為胸痛而非高血壓來急診，但即使他當初沒有任何症狀，單單只有降不下來的血壓 202/117，我依然會認為後續治療救了他一命。以下解釋為何我說得如此自信。

認識高血壓的危害

早在一百多年前，醫生就懂得如何量血壓，但到很後來才認清高血壓的危害。舉例來說，前美國總統富蘭克林·羅斯福（Franklin D. Roosevelt）就是眾所皆知的高血壓患者。書面紀錄顯示，他在一九四四年十一月連任成功時，血壓數值突破200/100，但他的醫生是否察覺此問題則不得而知。六個月後，他出現危險的高血壓：先是嚴重頭痛，隨後失去意識，量測到的血壓高達 300/190。不久後，他便因腦部大量出血而死亡[2]。

直到一九五〇年代，經驗老道的醫生才認為，高血壓對部分患者至為關鍵：輸送足夠血液到重要器官。然而，保險公司當時早發現高血壓的風險很大，察覺了高血壓患者死亡率較高，經常不願意把壽險賣給這些人[3]。

一九六〇年代中期，美國退伍軍人署（現為退伍軍人事務部）打算了解治療無症狀高血壓患者的效益。於是，該署展開合作型研究計畫，而計畫之所以是**合作型**，是因為納入了多家醫院的退伍軍人。這項研究的對象為男性患者（當時退伍軍人幾乎清一色是男性），他們都曾被診斷出高血壓，但出於其他病因而住院。研究人員在這些患者出院後，持續追蹤他們的血壓，然後招募舒張壓在門診量測介於 115 到 129 的受試者（換句話說，他們患有現今所謂的嚴重舒張期高血壓）。當時鮮少會針對無症狀的病況開藥給患者，研究人員打定主意要讓受試者都能確實服藥。因此，患者在參與研究之前得通過一項測試，藉此證明即使覺得身體健康，依然會規律服藥。

　　該測試內容如下。每位有意參與研究的受試者都會拿到兩罐藥（因為根據研究人員的預期，接受治療的患者會需要兩種藥物），以及相關的服藥說明。其中一罐裝的是惰性糖錠，另外一罐則是維生素 B2（又稱為核黃素）。兩週後，受試者與研究人員會面，點清每罐剩下的藥量。若數量正確，研究人員就可以假設受試者有規律服藥。但他們還有另一項檢查方法：驗尿。核黃素會讓尿液呈現亮黃色，在紫外線照射下會閃閃發亮。結果有近半數志願受試者未通過測試，代表無法按指示規律服藥，最後便沒有參與研究。

　　這項結果凸顯了新舊思維的巨大落差。當時，一般人根本不會在沒症狀時服藥，現在則是司空見慣的事。而當代高血壓療法的研究中，未通過服藥配合度測試的比例不到兩成 [4]。

　　退伍軍人署這項研究是真正的實驗：參與的受試者隨機分成兩組。其中一組接受高血壓治療（服用氫氯塞治錠，搭配利血平或聯胺嗪），另一組則服用安慰劑（惰性糖錠）。退伍軍人署這項針對重度高血壓的合作型研究，堪稱我們醫學界的經典隨機分派試驗。本書從頭到尾都會討論隨機分派試驗，故先以圖 1.1 說明這類試驗的基本設計。隨機分派試驗是指參與研究的患者，分到治療組或對照組全憑運氣。我們通常把這種分配過程比喻成擲硬幣，但實際操作則是由電腦完成。之所以使用「隨機分派」一詞，是因為受試者的組別是任意指定。

　　隨機分派試驗是一九四〇年代由英國流行病學家首開先例，用來證明百日咳疫苗能預防百日咳，以及鏈黴素能治癒結核病 [5]。可惜的是，這項做法並沒有普及，即使到了現在，我們的

圖 1.1 隨機分派試驗基本設計

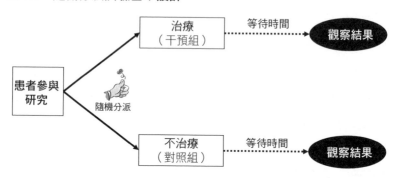

隨機分派試驗依然太少。為何我這麼說呢？因為醫學界要決定哪項療法有效，隨機分派試驗是最可靠的方式[6]。假如兩組受試者在各方面都類似，唯一差別就是接受治療與否，那試驗結果呈現的差異，必定是來自治療本身。

二十多年來，我們都被外在觀察給誤導，以為接受荷爾蒙替代療法（hormone replacement therapy）的停經女性，幾乎各方面都有所改善。但後來運用隨機分派試驗，將她們分成荷爾蒙替代療法與安慰劑兩組，我們才終於發現該療法造成的問題更多[7]。比較服藥與否的受試者確實是吸引人的做法，但上述兩組除了荷爾蒙替代療法之外，還存在著許多關鍵差異，特別是服藥的人（有管道看醫生、付得起處方費用並且選擇服藥）往往教育程度較高、生活較優渥，以及較注重個人健康（例如較常運動、較少抽菸）。因此，儘管這類比較看似容易，其實不盡公平。服用預防性藥物的人狀況必定看似有所改善（即使藥物沒幫上任何忙也一樣），這純粹是因為他們一開始就較為健康。想要避免此問題，我們就得進行真正的實驗：隨機分派試驗。

退伍軍人署重度高血壓治療的隨機分派試驗

　　就現今標準來看，退伍軍人署的隨機分派試驗規模很小，僅約一百四十位受試者參與計畫，治療組與非治療組各七十人[8]。該試驗時程以現今標準來說也不長，前後僅有一年半。**表1.1** 是那段時間出現健康問題（我們稱為出象〔outcome〕）的受試者人數，區分為治療組與非治療組[9]。

　　這項試驗規模小、後續追蹤時間短，卻帶來十分顯著的結果。不難看到治療組底下一大堆零，最後總計的對比同樣鮮明：

表 1.1　退伍軍人署（VA）重度高血壓治療隨機分派試驗出象

出象	非治療組 （對照組）	治療組 （干預組）
死亡	4	0
中風	4	1
心臟衰竭	4	0
心臟病發	2	0
腎衰竭	3	0
眼部出血	7	0
高血壓住院	3	0
治療併發症	0	1
總計	**27**	**2**

非治療組有二十七件健康不良案例，治療組只有兩件。

光是考量受試者也才二十九位受試者，就能看出對比有多強烈。若治療與否並無差別，二十九件健康不良案例理應會約略平均分配。想像自己朝空中擲硬幣二十九次，結果正面有二十七次、反面只有兩次的機率為何？若硬幣沒有造假，機率是百萬分之二。換句話說，隨機分派產生的相似兩組，幾乎不可能出現如此巨大的差別，代表治療本身必定有效。

在此一定要指出，非治療組的健康不良案例非常普遍。七十名患者中，共有二十七人於 1.5 年之內健康出狀況。一般來說，民眾不會去思考 1.5 年內（或是 3.3 年、4.7 年也不會）發生特定狀況的機率，反而通常會想一年內的機率，而這些狀況一年內發生的機率大約為 26%。換句話說，超過四分之一患有重度高血壓的男性，在未接受治療的情形下，一年內的健康會拉起警報（像是中風、心臟病發甚至死亡）。相較之下，治療組的健康風險不到 2%。26% 與 2% 是很大的差別，代表治療真的有效。這在醫學界毋寧是天大的好消息。若我患有重度舒張期高血壓，絕對會想要接受診斷與治療。

由於高血壓患者大部分都接受多年的治療，因此從長遠的觀點來看較有效益。你擔心的很可能不只是來年，還有經年累月下來中風、心臟病發和死亡的風險。只以一年為單位觀察，容易淡化你真正面臨的風險；風險會隨著時間上升。因此，醫生通常會觀察五年或十年間健康亮紅燈的機率。根據以上資料，假定健康出狀況的機率不變，非治療組受試者五年間健康不良的風險約為 80%；你可能會納悶為何數字未破百，但別忘記時間愈長（身體也愈多病痛）就愈少首次的受試者。五年後，患有重度舒張期高血壓但未接受治療的男性中，80% 都出現健康不良的狀況；十年後，比例來到 95%；十五年後，更是高達 99%。現在，你想必了解我為何會認定，若勒梅先生當初未接受治療，可能與世長辭好多年了）。

當然，治療組的風險也會隨時間上升：五年間健康不良的風險為 8%，十年間是 15%，十五年間是 21%。

因此，我們可以用經過時間的長短來比較兩組：

五年間，非治療組健康不良的機率為 80%，治療組健康不良的機率為 8%。

或是：

十年間，非治療組健康不良的機率為 95%，治療組健康不良的機率為 15%。

或是：

十五年間，非治療組健康不良的機率為 99%，治療組健康不良的機率為 21%。

無論比較哪段時間的差異，你大概都會選擇治療，我自己就是如此。

治療的效益還可以用其他角度思考。我們就用五年的機率說明：若你不接受治療，健康不良的機率為 80%；若你接受治療，健康不良的機率驟降至 80%。因此，你受益於治療（即因為治療得以避免憾事發生）的機率為 72%（80% 減去 8% 的結果）。再換個角度思考：若患者受益機率為 72%，代表我們（平均）治療不到兩人，就可以確保一人受益。我們必須治療的確切患者人數，就是受益機率的倒數（即 1 除以該數的值）。以此為例，我們要計算 72%（等於小數 0.72）的倒數，1 除以 0.72（此處不妨用計算機）等於 1.3888。為了簡潔起見，我四捨五入到 1.4，這即是醫生口中「需要治療的人數」：五年間，我們平均只需要治療 1.4 名患者，就可以確定會有一人受益。

表 1.2 彙整了上述思考治療效益的三項方式：

表 1.2　治療效益指標

指標	定義	實例 （重度舒張期高血壓）
五年間健康風險	五年間二組出現健康不良的機率	非治療組：80% 治療組：8%
五年間受益機率	非治療組與治療組的風險機率相減，結果就是受益於治療的機率	80% 減去 8% 得出 72% 受益於治療
五年間需治療人數	受益機率的倒數；即確保有人受益所需的治療人數	1/0.72 ≅ 1.4 人

治療對於不同高血壓的效益

治療對於重度高血壓的效益極大，但高血壓的嚴重程度有別，有些數值接近正常、有些飆到極高，這點也會影響治療效益；在此要檢視治療對於不同程度高血壓的效益。**表 1.3** 彙整多次隨機分派試驗的結果，呈現不同程度高血壓的治療效益。

表 1.3　治療對於不同程度高血壓的效益

高血壓嚴重程度	五年間健康不良機率		患者受益機率	需治療人數
	非治療組	治療組		
重度 （舒張壓 115-129）	80%	8%	72%	1.4
中度 [10] （舒張壓 105-114）	38%	12%	26%	4
輕度 （舒張壓 90-104）	32%	23%	9%	11
極輕度 [11] （舒張壓 115-129）	9%	3%	6%	18[12]

　　每列都代表一項研究，患者高血壓嚴重程度依次遞減。我也確保每項研究的健康不良狀況大致相同：死亡或身體器官出現嚴重問題（像是心臟病發、中風、腎衰竭等）。值得注意的是，隨著血壓下降，非治療組（第二欄）健康不良的機率也降低，這反映了一項基本原則：輕度異常比重度異常較不容易引發問題。你也許早就猜到結果，但這真的是要銘記在心的重點，說不定有天還得提醒自己的醫生。

　　第三欄的數字有點令人意外。你也許以為這些機率理應差不多，即治療組的健康不良機率大致相同。但這些都是真實的數據，不會有我們想得那般漂亮，難免上下浮動，也許反映受試者與用藥的差異，加上不同研究的結果總是會些許差別，因此這些數字只是接近事實真相，重點在於整體趨勢。

　　隨著高血壓嚴重程度下降，患者因治療而受益的機率（第四欄）跟著下滑，這反映了第二項基本原則：輕度異常比重度異常

圖 1.2　血壓異常區間與治療效益之關係

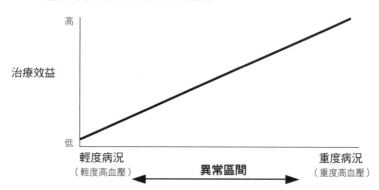

較不會因治療而受益。第五欄的結果也傳達相同的意涵。幾乎所
有重度高血壓患者都會因治療而受益，可是對於極輕度高血壓，
平均治療十八名患者才有一名受益。

　　由於第二項原則對於了解本書內容至關重要，因此我想用**圖
1.2** 說明：

　　上圖下方顯示了異常區間。高血壓等多數病況都落在極輕度
到重度的範圍內。一般來說，治療效益會隨著嚴重程度上升。當
然，前述兩項原則密切相關。輕度異常的人之所以較無法從治療
中獲益，是因為輕度異常較不容易引發問題（症狀或死亡）。換
句話說，輕度異常較可能有過度診斷的情形。多數民眾的身體都
不會因為有輕度異常就出現毛病，而被過度診斷的人無法因治療
而受益，畢竟根本無病可治。

　　行文至此，你可能會想說：「那又怎樣？只要有一丁點受益
的機率，何不乾脆吃藥呢？」原因之一就是成本考量。有些人把
大半收入用來看病吃藥，有時為此得省下食物等生活必需品的花

費。原因之二則是我所謂的「麻煩因素」：跟醫生預約看診、按處方箋領藥、拿檢驗報告、打電話再次領藥、填寫保險表格。還有，假如各項條件都一樣，有些人寧願不要每天服藥。

但我們姑且把這些原因全都排除。倘若治療完全免費、看診一點也不麻煩，你也很樂意每天服藥。如此一來，無論高血壓嚴重程度為何、治療效益多低，所有人都會願意接受治療，沒錯吧？

沒錯，但前提是治療沒有負面影響、不會危害健康，否則就另當別論了。

當治療比疾病更可怕

我的臨床工作多半不涉及住院患者的照護，而是門診患者的醫療。我在門診部看到的患者，大概都算老一輩的佛蒙特人——面貌粗曠的老伯伯，大半輩子都在外頭飽受風霜（又因為我替退伍軍人事務部工作，所有患者都在軍中待過一段時間）。其中一位貝禮先生（Mr. Bailey），現年八十二歲，獨居於距離醫院四十公里的農場上。他絕大多數的時間都在戶外工作，清理樹叢、汲取楓樹樹汁、鏟雪、修補石牆、照顧牲畜或修理自宅。我只有天黑後打電話才聯絡得到他（更麻煩的是，他家中連電話答錄機都沒有）。

幸好，貝禮先生身體硬朗，我不必常常聯絡他。過去十年來，我每年只在門診看到他一兩次，多數時間只是聊天。老實說，我真的沒幫他什麼忙。他從來沒住過院，我只定期開治療良性攝護腺肥大症的藥給他，這個毛病在中老年人身上很普遍，即攝腺腺體變大、壓迫到尿道（連接膀胱的管子），導致尿流受阻（很像夾住花園水管）。我們考慮過治療他的間歇憂鬱症，但症狀從來沒嚴重到需要我強烈建議治療。另外，他向來都不大願意為此吃藥。整體來說，他對醫療干預抱持相當保守的態度。

在此不妨離題一下。我固然有不少患者積極尋求治療（認為醫療照護有助改善身體健康），仍有一大部分的患者跟貝禮先生一樣。他們會避免不必要的手術，不大願意為了眼中的小病痛就吃藥，很容易懷疑預防性干預，即介入目前不是問題但未來可能有問題的病況，這就是我口中的「壞了再修」思維。我認為他們之所以有這類想法，是因為許多住鄉下的佛蒙特人天生慓悍獨立，從小就養成自立自強的性格（也可能很後悔過度改造自己的曳引機）。

兩年前的冬天，門診部人員遞來一張我的患者名單，上面的患者血壓都不在退伍軍人署訂定的理想範圍內，貝禮先生也是其中一人。他的舒張壓一直頗為穩定，介於 70 到 90 之間，但收縮壓在前兩次門診時偏高，數字都在 160 多。老實說，我無法確定自己是否在拿到名單前就知道此事。在我就讀醫學院時，治療單純取決於舒張壓；現今，愈來愈多人認知到，就年長族群來說，收縮壓升高很可能比舒張壓更為重要。當時，我八成看了收縮壓的數值，完全不以為意。但回想起來，顯然某位同仁得知血壓後，隨即採取行動。

我很想說，這件事本身不會影響我的執業方式。但我無法忽視。任何醫生都不想讓人貼上不符執業標準的標籤。對於輕度收縮期高血壓治療的重要性，我的感受相當矛盾——無論治療或不治療，我都能說出一番道理。但看見貝禮先生出現在名單上，足以促使我著手治療。

因此，我開始讓貝禮先生每天早上服用二十五毫克的氫氯塞治錠。氫氯塞治錠屬於利尿劑，讓人排尿次數增加，進而降低體內液體含量（這是能降低血壓的部分原因）。貝禮先生服藥後並沒有出現不良影響，血壓確實下降了，整個春天都在正常範圍內。後來有段時間天氣又熱又濕，但貝禮先生照樣出門工作。某天，他在戶外修補石牆、搬運笨重的石頭，整個人汗如雨下，而他又不是會隨身攜帶水瓶的人，便出現了脫水的症狀，結果血壓過低、昏倒在地。

他一醒來就打電話給我（打電話找我比找他容易許多），幸好他沒有受傷，但當時誰也說不準。假如他正在操作鏈鋸怎麼辦？我要他先停藥、多喝點水，再找我看診。

幾天後他來到門診部，看起來氣色不錯。我告訴他，可能是他大量流汗、缺水又吃血壓藥才導致他昏倒。他想知道自己是否有必要服藥。他的問題可說是合情合理，而身為研究人員，我想自己要找些數據，讓他能更謹慎地思考這個問題。

相較於舒張期高血壓的治療可追溯至一九六〇年代，收縮期高血壓治療一直到後來才出現。一九九一年發表的一項隨機分派試驗，改變了我們過去的治療方式[13]。這項試驗受試者都是舒張壓正常、收縮壓超過 160 的年長患者（像貝禮先生那樣），即所謂的「單純收縮期高血壓」。而且試驗規模大（將近五千名患者參與）、後續追蹤期也長（持續將近五年）。對熟悉臨床研究的人來說，這些細節有助研究人員判斷效果的大小。還記得退伍軍人署的隨機分派試驗嗎？規模小、後續追蹤期短，卻發現巨大的效果。若存在巨大的效果，往往會是短時間內少量受試者的結果。若研究規模非常大、後續追蹤期長，便反映研究人員要觀察的效果並不大。

在單純收縮期高血壓的研究中，研究人員以為會和舒張期高血壓研究相同：輸送血液到心臟與大腦的血管受損，導致死亡或其他健康問題。由於參與研究的患者年紀相對較大（七十至八十多歲），因此非治療組普遍出現健康問題（五年間有 18% 的受試者出現健康問題），治療組的結果只有好一些（五年間有 13% 的受試者出現健康問題）。

我把這些機率告訴貝禮先生。八十二歲白人男性的平均餘命是七年 [14]，因此五年的機率似乎最為合適。我跟他說接下來五年如果不治療，健康出問題的機率是 18%，如果治療機率則是 13%，代表 5% 的患者會受益於治療，而且平均得治療二十名患者才會有一人受益。他備感困惑，覺得效益似乎真的很小，究竟為何有必要選擇治療呢？

貝禮先生沒有買帳。他並不在乎自己可能成為二十人中唯一受益的人，而是擔心自己會成為未受益的十九分之一。他很擔心被過度診斷。況且他吃藥已吃出問題，體驗了有害的副作用，才會選擇不要治療 [15]。這是完全理性的決定。

高血壓的處置代表了醫學思維的一大轉變：從治療感受健康

有異狀的患者，到治療可能健康會出問題的民眾。這是治療無症狀民眾的開端，他們其實沒有不適的感受，只是比一般人容易罹患疾病。

　　治療確實能拯救生命，只是救不了每一個人。治療無法預防心臟病發和中風。部分有高血壓的民眾即使不治療，身體也不會出現這些毛病，然而他們面臨著不同的問題：過度診斷。接受高血壓治療有其缺點，嚴重程度不一。我無意過度強調醫療帶給身體的副作用，但副作用確實存在。有些藥物可能導致疲倦，有些可能引發咳嗽，有些可能減低性慾。所有藥物都可能讓血壓過低，導致頭暈、昏厥和跌倒。對年長者來說，嚴重跌傷恐引發一連串健康問題，甚至造成死亡。個人在異常區間上的位置（換句話說，血壓的高低），攸關如何拿捏治療的潛在效益與過度診斷的風險，以及我們需要多積極地降低血壓[16]。若你有重度高血壓（不論收縮或舒張），不用動腦都知道要接受治療。但高血壓嚴重程度愈低，治療的決定也愈為困難。至少在理論上，到了某個治療效益太小、過度診斷風險太大的門檻，你再度不用動腦，因為診治毫無意義。

　　問題來了：我們應該如何設定這個門檻？換句話說，何時可以確定病況需要治療？

注 ──────────────────────────

1.　　確實，早在十九世紀末與二十世紀之交，衛生官員就開始檢查接觸過肺結核患者的健康民眾是否染病。在有效的治療方法問世後，這些無症狀的民眾可能也一併接受治療。而在一九四〇年代，子宮頸抹片檢查成了無症狀婦女診治子宮頸癌的方法。這兩項例子中，絕對都有過度診斷，但在當時並不普遍。

2. 參考 F. H. Messerli, "This Day 50 Years Ago," *New England Journal of Medicine* 332 (1995): 1038–39.

3. 參考 M. Moser, "Historical Perspectives on the Management of Hypertension," Journal of Clinical Hypertension 8 (2006):15–20, and R. C. Hamdy, "Hypertension: A Turning Point in the History of Medicine...and Mankind," *Southern Medical Journal* 94 (2001): 1045–47.

4. 相關研究可參考 "Major Outcomes in High-Risk Hypertensive Patients Randomized to Angiotensin-converting Enzyme Inhibitor or Calcium Channel Blocker vs. Diuretic: e Antihypertensive and Lipid-Lowering Treatment to Prevent Heart Attack Trial (ALLHAT)," *Journal of the American Medical Association* 288 (2002): 2981–97 與 N. S. Beckett, R. Peters, A. E. Fletcher, et al., "Treatment of Hypertension in Patients 80 Years of Age or Older," New England Journal of Medicine 358 (2008): 1887–98.

5. Iain Chalmers, "Joseph Asbury Bell and the Birth of Randomized Trials," www.james lindlibrary.org. Accessed May 16, 2008.

6. 想必你會好奇，研究人員為何需要隨機分派出兩組相似的人；若患有糖尿病又抽菸的六十歲男性加入治療組，便應該要有另一名患有糖尿病又抽菸的同齡男性加入非治療組。然而，這項方法會產生一些問題。首先，實務上很難實現。再來，這可能造成有意或無意的操縱：研究人員可能會影響成員的組成（例如將較健康的受試者分到治療組、較不健康的受試者分到對照組，導致治療結果看似有效）。

但最大的問題在於，研究人員無法完全確定兩組有哪些因素得加以平衡。雖然他們可以確定某些因素是決定健康與否的關鍵（例如年齡、性別、抽菸史、其他疾病等），卻無法保證考量到所有關鍵因素（例如血鈉濃度、十一號染色體長臂的基因變異等）隨機分派的好處在於，無論從已知或未知的健康因素來看，都是相似組別的最佳分配方式。

7. 資料來自美國國家衛生研究院（NIH）主持的「婦女健康促進研究」（Women's Health Initiative）大型隨機分派試驗，官網（http://www.nhlbi.nih .gov/whi/whi_faq.htm）的摘要如下：相較於安慰劑，雌激素加上黃體素會升高心臟病發、中風、血栓和乳癌的風險，同時降低大腸癌與骨折的風險；另外，相較於安慰劑，單單雌激素便會升高中風與血栓的風險、降低骨折的風險，參考 "Risks and Benefits of Estrogen Plus Progestin in Healthy Postmenopausal Women," *Journal of the American Medical Association* 288 (2002): 321– 33, and "Effects of Conjugated Equine Estrogen in Postmenopausal Women with Hysterectomy," *Journal of the American Medical Association* 291 (2004): 1701–12.

8　治療組有七十三名患者，服用安慰劑的對照組有七十名患者。兩組人數之所以不完全一樣，是因為受試者的組別是隨機分派。隨機分派試驗的每組人數偶爾會剛好相同，只是不常發生。若分組過程真的是隨機，人數一模一樣的機率相對較低，但極為接近的機率則非常高。

9.　退伍軍人署合作型抗高血壓劑研究小組："Effects of Treatment on Morbidity in Hypertension," *Journal of the American Medical Association* 202 (1967): 1028–34. 讀者只要看文中表格 4，很快就能算出有健康問題的患者人數。然而，重現這些健康問題的分類得耗費許多工夫。臨床醫生只要看一下原文，應該就會明白我已將表格 5 與表格 6 所列的二十九項患者健康問題，盡量幫讀者區分出具臨床意義的類別。自我揭露：我將其中的短暫性腦缺血發作視為中風，還有藥棉滲液當成視網膜出血，只是你大概不想知道這麼詳細。

10.　"Effects of Treatment on Morbidity in Hypertension: II. Results in Patients with Diastolic Blood Pressure Averaging 90 through 114 mm Hg," *Journal of the American Medical Association* 213 (1970): 1143–52.

11.　J. D. Neaton, R. H. Grimm Jr., R. J. Prineas, et al., "Treatment of Mild Hypertension Study: Final Results," *Journal of the American Medical Association* 270 (1993): 713–24.

12.　為避免你以為我計算錯誤，容我說明這裡其實經過四捨五入，受益機率原本是 5.6% 而非 6%，因此需要的治療人數接近 18。

13.　SHEP Cooperative Research Group, "Prevention of Stroke by Antihypertensive Drug Treatment in Older Persons with Isolated Systolic Hypertension: Final Results of the Systolic Hypertension in the Elderly Program (SHEP)," *Journal of the American Medical Association* 265 (1991): 3255–64.

14.　E. Arias, "United States Life Tables, 2003," National Vital Statistics Reports 54. Hyattsville, MD: National Center for Health Statistics, 2006.

15.　針對貝禮先生的例子，可以提出許多合理的問題。首先，他對治療效益有多了解？ 第二，我是否充分告知其他治療選項？ 例如，與其放棄治療，我們也可以換藥、減少用藥劑量，或在天氣涼爽時服藥。最後，得知最新資訊是否可能改變他的決定？ 因為還有另一項隨機分派試驗，同樣針對年長者的高血壓治療，可參考 Beckett et al., "Treatment of Hypertension"。可惜的是，該研究對象涵蓋輕度舒張期高血壓的患者，以及單純收縮期高血壓的患者（即貝禮先生的病況）。所有患者中，產生治療效益的比例約為 5%，但此處無論任何原因，只要是避免死亡皆屬效益。這些資訊可能會改變貝禮先生的決定，也可能影響我的判斷，因為該研究測量所有患者站立時的收縮壓，而且僅治療數值在 140 以上的患者，避免發生貝禮先生遭遇的狀況。

16. 提升血壓控制目標值（治療欲達到的數值）可能有助減輕頭暈、昏厥和跌倒的問題。上述研究的控制目標值為 150/80。

第二章
我們改變了罹病標準
數值的調整何以帶來糖尿病、高膽固醇與骨質疏鬆症

　　正如第一章所述，高血壓是由單一標準值界定。只要你的血壓高於特定數值，就代表有高血壓；沒有高於該數值，你就沒有高血壓。但高血壓不是唯一由標準值界定的病況。你可能不是因為出現了症狀，而是單純因為某項數值不符標準，就被貼上患者的標籤。糖尿病取決於血糖值，高血脂症取決於膽固醇值，骨質疏鬆症則取決於骨密度值（稱為 T 分數）。當然，針對上述每項病況，醫生都會設法在症狀出現前儘早診斷，避免後果不堪設想，譬如糖尿病導致的腿部截肢和失明、高膽固醇造成的心臟病發和中風、骨質疏鬆症引發的手腕和髖部骨折。但每當我們趕在症狀前做出診斷，就要面對過度診斷的問題。有些經診斷出糖尿病、高膽固醇與骨質疏鬆症的民眾，一輩子都不會真的出現症狀或因此死亡，而病況輕微的人也很可能如此。

　　這些用來界定病況的標準值至關重要，通常都是單一數值：該數值的其中一邊代表健康，另一邊代表異常。這些數值（稱為

分界值或門檻）決定了是否有病況、是否進行治療，以及過度診斷的程度。

這些分界值是由醫生組成的專家小組所設定。我很想說這些決定是純粹基於科學實證，但事實是沒那麼嚴謹，而是涉及價值判斷、甚至金錢利益。選擇分界值的這些專家對於輕重緩急有著特定的信念。由於這些醫生極為關注自己專業領域的病況，我認為他們有時缺乏了更為宏觀的看法，只想盡其可能預防跟病況相關的健康問題，深怕漏掉任何可能受益於診治的患者。因此，他們往往會把標準訂得很寬鬆，導致許多人被認定為異常。他們也容易漠視或淡化這項做法的一大隱憂：被治療的患者無法從中受益。

過去幾十年來，許多分界值經過修改，確診病況的人數大幅增加，意味著診斷門檻降低。即使這項做法的立意良善（避免健康出現更多問題），仍可能會造成負面的後果（更多的過度診斷）。

做善事何以得惡果

以下故事令人開心不起來。羅伯茲先生七十四歲，健康最大問題就是潰瘍性大腸炎，即結腸（俗稱大腸）發炎。這項疾病會引發嚴重腹痛與腹瀉（也會增加罹患大腸癌的風險）。由於他的大腸發炎情況嚴重，因此開刀切除了部分結腸。雖然術後導致他的排便頻繁，但他已懂得與之共處。

某天，羅伯茲先生的檢驗報告指出，他的血糖值升高。雖然不算太高，仍進行了更多檢查，結果確診是第二型糖尿病，這種糖尿病好發於年長者（第一型糖尿病好發於兒童）。當時他沒有糖尿病的症狀，但幾十年來醫生愈發積極採取早期治療，因此他的主治醫生開了降血糖的固利康錠給他，效果很好。

六個月後，他在州際公路上開車時忽然昏倒，車子駛離道路後翻覆。他的第六節與第七節頸椎骨折，換句話說，他摔斷了脖子。經現場救護人員測量，他的血糖值極低，顯見該藥降血糖的效果太好了。任誰都不想當那位開給他固利康錠的醫生。

但偏偏我就是那位醫生。我不大確定哪裡出錯了，自己的處方是標準起始劑量，近半年來他的服藥狀況良好。也許他當天沒按時吃飯，或染上流感或腸病毒，反正我無從得知。

羅伯茲先生住院住了一個多月。我再度於門診看到他時，他戴著頸胸椎支架（halo brace），頭部繞著一只金屬圓環，看起來很像帽簷，只是圓環不是在頭上，而是用釘子固定於頭骨，另有兩條金屬棒延伸到肩膀，連接著緊身的塑膠外套。這項裝置可以讓頸部同時保時固定與伸展，好讓骨折部位癒合。我的心情糟透了。不用說，我沒再開固利康錠給他了。

羅伯茲先生現年九十歲，依然是我的病人。他自從車禍後就沒再治療糖尿病了，也沒有任何相關併發症。我認為他那時受到過度診斷了，但所幸沒有造成永久傷害。他已完全康復，一掃當初過度治療導致的陰霾。但我好像還沒走出陰霾。

如何確診糖尿病？

糖尿病可能非常嚴重。部分患者（通常是兒童）是因為昏倒才初次就醫。患者陷入糖尿病昏迷：血糖值是正常的十倍，而且鉀濃度極低、體液過酸（我們稱為代謝性酸中毒），若不治療必死無疑。

治療糖尿病昏迷的患者是醫學上很有意義的工作。患者入院時瀕臨死亡，但通常兩天後就感覺無大礙，只需要打很多點滴、補充些許的鉀與缺乏的荷爾蒙（胰島素），胰島素能讓血糖進入細胞。施打胰島素、點滴與鉀離子，有助讓血糖值與酸鹼值回到正常。更重要的是，患者會甦醒過來，目睹那一幕很感人。

但上面描述的其實是較不常見的第一型糖尿病。第二型糖尿病患者更加普遍，通常都是有大量胰島素的成人。這些患者的問題在於，身體對胰島素產生抗拒，導致胰島素無法發揮效用，而且患者常常都有過重的情況（最佳的治療就是減重）。儘管第二型糖尿病不大容易導致昏迷，依然可能是很嚴重的疾病。無論第一型或第二型，糖尿病都可能造成嚴重的併發症，包括失明、腎衰竭、傷口難以癒合、腿部感染到必須截肢的程度等。但第二型糖尿病也可能完全沒有症狀。因此正如同高血壓，糖尿病也有異常區間，有些被診斷出糖尿病的人會有上述併發症，有些人則完全不會。我們不可能百分百確定哪些人不會有症狀，但他們確實遭到過度診斷。

那我們如何判斷誰有糖尿病呢？我就讀醫學院時，我們採納的標準值為：空腹血糖值超過 140 就代表有糖尿病。但一九九七年，糖尿病診斷與分類專家委員會（Expert Committee on the Diagnosis and Classification of Diabetes Mellitus）賦予糖尿病全新的定義[1]：只要空腹血糖值超過 126 就代表有糖尿病。因此，血糖值界於 126 到 140 的民眾在以前十分正常，但到了現在卻罹患糖尿病。那小小的改變，就讓一百六十萬名民眾成了患者[2]。

這樣有問題嗎？很難說。由於我們改變了罹病標準，因此得治療更多糖尿病患者。這可能代表降低了部分新患者出現糖尿病併發症的機率，但因為他們只有輕度糖尿病（血糖值相對較低，介於 126 到 140），本來得到併發症的風險就相對較低。

正如有相對輕度高血壓的患者，血糖濃度略為異常的人治療效益較小。

圖 2.1 呈現了擴大糖尿病定義（將異常區間下修）對於治療效益的影響。我的編輯注意到，這張圖看起來第一章差不多。確實如此，但這就是重點。另外，圖中反映的關係同樣適用於本章其他疾患：只要把兩端的「輕度糖尿病」與「重度糖尿病」，改成「膽固醇值近正常」與「膽固醇值極高」，或「輕度骨質疏鬆症」與「重度骨質疏鬆症」，也會得得一樣的結果。

實際上，這項關係適用於所有醫療行為。我們把治療擴大到異常程度愈低的民眾，他們受益於治療的可能性就愈小。因此，重覆圖表是刻意為之（我真的希望你能牢記這項觀念）。

嚴重異常的情況就不同了。正如同血壓飆高有害，血糖驟升也不利健康。你當然要採取行動來降低數值。但別忘了，血壓或血糖太低也不好（問問羅伯茲先生就曉得）。

國家衛生研究（NIH）院最近一項隨機分派試驗，充分反映

圖 2.1 改變糖尿病罹病標準的影響

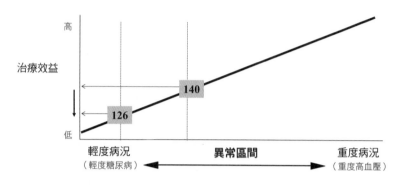

普遍的問 [3]。該試驗設計目的是觀察若積極降低患者血糖，是否會減少心臟病發或中風的發生率或死亡率。試驗共有一萬名糖尿病患者參與，他們都是心臟病或中風的高風險族群。經由隨機分配，約五千人接受標準糖尿病療法（讓平均血糖值降到可接受但非正常的範圍），另外五千人接受密集藥物療法（讓血糖值回到正常的範圍）。半數患者達到目標：平均血糖值降到 140 以下 [4]；由於該平均包括進食後測得的血糖（通常偏高），可以合理推測空腹血糖值會更低。

該試驗開始於二〇〇三年，計畫持續到二〇〇九年。但二〇〇八年二月六日，美國國家心肺及血液研究院（National Heart, Blood, and Lung Institute）發布新聞稿表示，基於「安全考量」要「變更」密集療法 [5]。**變更**一詞並不精確，其實根本就是**停止**。所謂安全考量是指，接受密集療法的患者死亡率高於標準療法的患者。試驗進行三年後，接受密集療法的患者死亡率為 5%，接受標準療法的患者死亡率為 4%，等於死亡風險增加約 25%。研究人員肯定這不是統計上的巧合,密集治療的效果不如標準治療。

你也許很納悶,讓血糖回到正常範圍為何最後卻危害患者。這很可能是因為我們無法讓血糖值降到特定數字,畢竟我們的治療沒那麼準確。血糖值會上下浮動,若我們設法讓血糖降回標準值,有時會浮動得太低,反而增加死亡風險。研究人員可能會主張,低血糖不是死亡風險上升的原因,但他們也不得不承認,難以解釋為何死亡率會上升。在官方報告中,主要作者赫澤爾‧葛斯坦(Hertzel C. Gerstein)表示:「儘管已有詳細分析,我們仍無法找出密集血糖療法組死亡率上升的確切原因……我們至今的分析顯示,單一或綜合藥物皆非原因。我們認為,可能是與整體治療方式相關的不明因素交互作用。」我認為,若該試驗結果是死亡率下降,作者群想必會立即歸因於對血糖的密集控制(我覺得這個結論也沒錯)。但由於該試驗讓死亡率不減反升,想必也得歸因於血糖的密集控制,這才是隨機分派試驗的意義。

這項研究對於糖尿病確診門檻的設定,可以帶來什麼啟示呢?我的看法是,若讓糖尿病患者血糖降到正常值附近有弊無利,就不應該把這些患者貼上血糖趨近正常的標籤。為什麼?因為醫生就會治療他們。血糖略高的民眾最不容易從治療中獲益,卻最容易因治療而受害,就像羅伯茲先生一樣。

糖尿病以外的疾病

這不僅限於糖尿病而已。其他常見病況也有降低診斷門檻的趨勢,包括前一章討論的高血壓。一九九七年之前,許多醫生不會治療輕度高血壓患者。美國高血壓聯合國家委員會（Joint National Committee on High Blood Pressure）固然建議治療，卻坦承「若缺乏目標器官傷害（例如眼睛、腎臟或心臟問題）和其他重大風險因子，部分醫生可能不會選擇抗高血壓藥物療法」，即醫生可能不會採納建議。但一九九七年，該委員會的立場變得強硬，無視心血管疾病風險高低，大力倡導所有輕度高血壓患者都接受藥物治療[6]。

這個立場等於重新定義需要藥物治療的高血壓；如今，舒張壓超過 90mmHg（而非 100mmHg）或收縮壓超過 140mmHg（而非 160mmHg）就需要治療。這看似微幅的改變產生了重大的影響，代表多了一千三百萬名美國人符合抗高血壓療法的標準[7]。

膽固醇的標準也有同樣的情況。自從我從醫學院畢業後，異常膽固醇的定義修改了好多次，多到我根本難以掌握，唯一一致的是修改趨勢（定義膽固醇異常的門檻愈來愈低）；我們在醫學院有本書被奉為聖經：《哈里遜內科學》（*Harrison's Principles of Internal Medicine*；我用的是第八版，如今已第十七版了）。根據書中建議，總膽固醇值高於 300 的患者才需要治療。

很快地，膽固醇的檢測方式愈來愈複雜。我們可以檢測不同類型的膽固醇：低密度膽固醇（又稱為 LDL，壞膽固醇）、高密度膽固醇（又稱為 HDL，好膽固醇）。我們將膽固醇分類後，就可以計算比值：LDL 和 HDL 的比值、LDL 和總膽固醇的比值等等。接著，根據其他心臟疾病的風險因子（例如抽菸、高血壓，或者是否曾心臟病發），就能為患者量身打造治療建議。有些檢測固然有其道理，針對曾心臟病發的患者，更是要格外積極（降低膽固醇的效益最大），卻也導致複雜無比的治療建議。

　　複雜歸複雜，到了一九九〇年代中期，大型醫療機構（例如我所服務的退伍軍人事務部）已確定把總膽固醇標準值設定於240，超過該值就代表異常，理應進行治療。但在一九九八年，一項大型隨機分派試驗改變了一切。空軍／德州冠狀動脈硬化預防研究（Air Force/Texas Coronary Atherosclerosis Prevention Study）顯示，當正常膽固醇平均值從 228 降到 184，「首次急性重大冠狀動脈問題」（包括致命與非致命心臟病發、不穩定型心絞痛與心因猝死）發生率隨之下降。五年間，膽固醇正常且未受治療的患者中，大約 5% 出現上述問題；膽固醇正常但接受治療的患者中，比例降到 3%[8]。因此，受益機率為 2%（5% 減去 3%）[9]，即五年間每治療一百名患者，只有兩名受益，九十八名未能受益。

　　忽然間，總膽固醇異常的門檻從高於 240 降到高於 200。這項改變影響了許多人——多了四千兩百萬個高膽固醇「新病例」[10]。四千兩百萬是龐大的數字。你想必會納悶為何影響這麼多人。**圖 2.2** 顯示，美國成年人膽固醇分布（統計學家稱為人口膽固醇分布圖）。膽固醇值 200 差不多位於正中間，大約是美國成年人平均。分界線如此靠近平均會大幅影響確診人數。

　　你可能還發現在**圖 2.2** 中，膽固醇介於 200 至 240 的人數，遠高於 240 至 280 的人數，而 240 至 280 的人數又高於 280 至 320 的人數。換句話說，膽固醇值略為異常比顯著異常更為常見，而本章中所有病況都是如此。因此，分界值的改變看似微不足道，卻可能大幅增加被診斷成患者的人數。正如糖尿病和高血壓的例子，治療略為超標膽固醇值帶來的效益，不如治療嚴重超

圖 2.2　美國成年人膽固醇值分布，以及將分界值從
240 降至 200 的影響

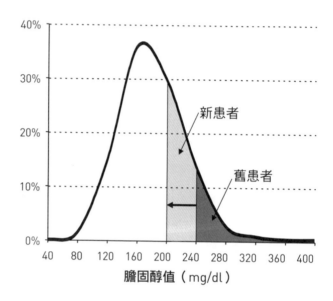

標的膽固醇值。降低異常的門檻不只會把一大堆人變成患者，還
納入病況極輕微的患者。

　　再來就是骨質疏鬆症。讀醫學院時，我和同儕對於骨質疏鬆
症的早期診斷沒有太多想法。這項臨床診斷針對的患者都已出現
症狀，通常是疼痛難耐的背部自發性骨折（脊椎壓迫性骨折）。
骨質疏鬆症（Osteoporosis）在口語上通常稱為「骨頭變薄」，字
面上意思是骨頭（字首是 osteo-）出現更多孔洞。這是我們身體
老化的必經過程，只是有些人骨頭變薄的速度更快。老實說，醫
生以往缺乏可靠的骨質疏鬆檢測方式，因此我們重點都放在臨床
上的後果。

後來有了骨質密度檢查，即用 X 光照射特定骨頭（通常是脊椎、髖部或手腕），但無法用來判斷骨頭是否斷裂，而是用來測量骨頭的密度（也就是剩下的骨量）[11]。這項檢查的問世，讓我們得以用 T 分數來量化骨頭的密度。T 分數量化患者骨質密度，並跟「正常值」比較：正常值指的是二十歲至二十九歲白人女性的平均骨質密度（骨質疏鬆症向來都是以女性為主要研究對象）。不論年齡與種族，若骨質密度等於一般二十歲至二十九歲白人女性的平均，T 分數就是 0；若骨質密度比平均高許多，T 分數就可能高達 3[12]；若骨質密度比平均低許多，T 分數就可能低至 -3。

負數往往會讓事情變得更加麻煩，不幸的是，女性多半都會得到負的 T 分數，因為大部分接受骨質疏鬆症檢查的女性，年齡都遠大於她們的對照組。由於骨頭會隨著年齡增加變薄，因此年長女性的骨頭通常比年輕女性來得薄，T 分數自然會小於 0。世界衛生組織（WHO）起初對骨質疏鬆症的定義是 T 分數低於 -2.5，這個數值其實決定得頗為任意。但 T 分數低於 -2.5（離 0 較遠，例如 -2.8）的女性，骨折風險確實大於 T 分數高於 -2.5（離 0 較近，例如 -2.2）的女性。當然，任何分界值都是如此：T 分數低於 0 的女性，骨折風險大於 T 分數高於 0 的女性，T 分數低於 -1 的女性，骨折風險大於 T 分數高於 -1 的女性，以此類推。

也許正因為如此，美國國家骨質疏鬆症基金會（National Osteoporosis Foundation）於二〇〇三年倡導，凡是 T 分數低於 -2.0 的女性都應接受治療。之所以放寬骨質疏鬆症的定義，是基於一項觀察：髖部骨折好發於骨質密度 T 分數高於 -2.5 的女性。你可能會覺得 -2.5 與 -2.0 差別僅僅 0.5，應該無關緊要。但基於你對膽固醇的認識，可能會猜到輕度異常的 T 分數比明顯異常的 T 分數更為常見，應該也不意外在一夕之間，六百七十萬名美國女性成了骨質疏鬆症患者 [13]。

本章提到的四種病況，診斷門檻值都有改變，由**表 2.1** 統整如下：

表 2.1　低診斷門檻對「罹病」人數的影響

病況 門檻值改變	罹病人數		新病例	增加率
	舊定義	新定義		
糖尿病 空腹血糖 140 → 126	11,697,000	13,378,000	1,681,000	14%
高血壓 收縮壓 160 → 140 舒張壓 100 → 90	38,690,000	52,180,000	13,490,000	35%
高血脂症 總膽固醇 240 → 200	49,480,000	92,127,000	42,647,000	86%
女性骨質疏鬆症 T 分數 -2.5 → -2.0	8,010,000	14,791,000	6,781,000	85%

由此可見，改變分界值大幅增加了該病況人數（等於增加需要治療的人數）。對於受影響的民眾，這是好是壞實在很難說。但無庸置疑的是，這個結果帶來了商機、拓展了治療市場，以及隨之而來的獲利。

外界普遍憂心的是，替這些病況設定門檻值的專家是否公正獨立。糖尿病分界值研究小組的主席，同時是安萬特（Aventis Pharmaceuticals；現為賽諾菲〔Sanofi〕）、必治妥施貴寶（Bristol-Myers Squibb，BMS）、禮來（Eli Lilly）、葛蘭素史克（GlaxoSmithKline，GSK）、諾華（Novartis）、默克（Merck）和輝瑞（Pfizer）等多家生產糖尿病藥物的公司所聘請的顧問[14]。最新高血壓指引報告共有十一位作者，其中九位跟生產高血壓的藥廠[15]有金錢利益關係，可能是受聘顧問、受聘講師或支領補助。同樣地，降低膽固醇門檻的九位專家中，八位是膽固醇藥廠的受聘顧問[16]。而骨質疏鬆症的第一個門檻，是世界衛生組織小組與國際骨質疏鬆症基金會共同制定；該基金會的法人諮詢委員會是由三十一家藥物醫療設備公司代表所組成[17]。

平心而論，許多專家也許抱持真的信念，盡其所能不要漏掉任何可能受益於診斷的患者。但檯面上金錢利益如此龐大，可能會讓他們高估治療的效益、忽略過度診斷的危害。這些決定影響人數眾多，絕不可以任由企業為了圖利而操弄。

治療衍生的問題

但姑且假設，你並不在意門檻降低可能是為了賺錢。即使醫生擴大這些病況的定義，讓數百萬名美國人成為患者又如何？這些患者當中，有些人注定會罹患疾病，進而出現症狀、併發症，甚至最後死亡；而少部分患者（但並非全部）可以受益於因早期診斷而展開的治療。你可能會想，這有什麼好懷疑的？當然是好事啊。

　　但整體來看，這些因為門檻降低而確診的新患者，在所有患者中異常程度最為輕微。他們出現跟病況有關的健康問題風險最低。雖然部分患者必定會出現症狀，但大部分都安然無恙——他們都被過度診斷了，還可能因診治而受害。這之間的拉鋸關係，本書會一再提到：少數民眾可能會受益，許多民眾會被過度診斷，部分民眾會受害，而沒人曉得自己歸在哪一類。

　　傳統的醫學思維向來是關注少數人的潛在效益，而刻意淡化其他人受到的影響。因此醫學專家尋找理論上風險偏高的患者，再建議其他醫生針對這些患者加以治療。但權衡時不妨想想，最適當的資料應該來自隨機分派試驗。

　　以膽固醇來說，前文提到的空軍／德州冠狀動脈硬化預防研究就是很好的例子。該研究探討的是，對於無心臟疾病、膽固醇值趨近正常（介於 200 與 240 之間）的民眾，將膽固醇值的降低會有何影響。我們先看看未接受膽固醇治療的那組（即被隨機分派到安慰劑組的受試者）。五年間，該組有 5% 的受試者首次出現重大心臟問題。

　　想要了解過度診斷的嚴重程度，我們得推估有生之年出現某健康問題的機率。這反映了判斷過度診斷最重要的標準：一個人在生命結束時，都未因病況出現問題，就代表被過度診斷了。為了計算有生之年的機率，我以五年間的機率來推估二十四年（即五十八歲民眾的平均餘命，而五十八歲是受試者平均年齡），結果得到以下數字：未接受治療的患者中，22% 會在有生之年出現重大心臟問題，代表剩下的 78% 被過度診斷了。

　　現在你可能很好奇，有生之年的治療效益究竟如何（因為膽

固醇藥物得必須服用一輩子）。二十四年後（若該研究的治療效
益持續），14% 的治療組患者會首次出現重大心臟問題（非治療
組的比例是 22%），代表只有 8% 的患者受益於治療（受益機率
是以 22% 減去 14% 得出的結果來計算）。

　　有鑑於這些推估出來的機率，以下是對膽固醇趨近正常的患
者治療後的結果：

一百名膽固醇趨近正常的患者終身接受治療，多少人是…	人數
贏家（治療成功預防首次重大心臟問題）	8
白忙一場（治療後仍出現首次重大心臟問題）	14
輸家（過度診斷：治療毫無效益，患者始終都沒有心臟問題）	78

　　在診治一百名患者後，其中八人成為贏家，即成功預防首次
重大心臟問題，可見他們受益於治療。其中十四人白忙一場，即
治療後仍出現首次重大心臟問題（他們並沒被過度診斷，但也
沒受益於治療，還可能出現治療副作用）。剩下的七十八人是輸
家，即被過度診斷，即使當初沒治療也不會心臟病發。

　　再來針對骨質疏鬆症進行同樣的計算，資料來自另一項隨機
分派試驗：骨折干預試驗（Fracture Intervention Trial）[18]。該試驗
研究的是，對於過去未曾骨折、骨質密度趨近正常的女性，提升
骨質密度會有何影響。四年間，未受治療的患者中，14% 發生
骨折的症狀，以此推估十八年間的發生率（六十八歲受試者的平
均餘命）為 49%。

　　這代表 51% 的患者被過度診斷。

　　治療在有生之年的效益又如何？十八年後（若該研究的治療效益持續），44% 的治療組患者會發生骨折（非治療組的比例是 49%），換句話說，只有 5% 的患者受益於治療（49% 減去 44% 得出的結果）。

　　以下是對骨質密度趨近正常的患者治療後的結果：

一百名骨質密度趨近正常的患者終身接受治療，多少人是……	人數
贏家（治療成功預防骨折）	5
白忙一場（治療後仍出現骨折）	44
輸家（過度診斷：治療毫無效益，患者始終都沒骨折）	51

　　在診治一百名患者後，其中五人成為贏家，即成功預防骨折，可見他們受益於治療。其中四十四人白忙一場，即治療後仍出現骨折（他們並沒被過度診斷，但也沒受益於治療，還可能出現治療副作用）。剩下的五十一人是輸家，即當初被過度診斷了。

　　你會不會接受診治呢？我們沒有標準答案，畢竟這是艱難的決定。

　　你可能會說，不診治的理由為何？針對糖尿病與高血壓應避免過度診斷，我們有相當充分的理由：誰都不希望自己的血糖或血壓太低。那膽固醇值太低也不好嗎？目前我們並不這麼認為，但也缺乏長期資料佐證。部分科學家對低膽固醇表示憂心，因為人體需要膽固醇來修復細胞。常見的降膽固醇藥物，也就是他汀類藥物（statins）通常非常安全。有時，新藥會基於健康考量被下架（所以儘量服用原本的藥），而這些藥物都有極小機率會導致一項嚴重的問題：肌肉快速分解。但大致上來說，這些藥物的效果已趨近理想，特別是能預防心臟病復發。

那骨質密度太高是否會有問題呢？我會說可能不會，但我們對於改善骨質密度的雙磷酸鹽類藥物不甚了解，因此我其實更不確定。部分人士擔心這些藥物的長期影響，譬如可能因為改變了骨骼結構，反而讓骨頭更為脆化。另外，這些藥物也可能干擾鈣代謝，導致食道潰瘍，也有極低機率會引發骨骼壞死 [19]。希望透過長期研究，我們可以有更深入的了解。

但全面接受這些診斷標準的改變，真正的負面影響是滑坡效應，讓愈來愈多人變成患者。許多人平時就已在服用許多藥物。當然，潛在疾患的診治也許會給民眾更安心的感覺。對有些人來說，只要獲得這種安全感，一切治療副作用和麻煩因素都值得。但這種安全感的源頭之一，是鋪天蓋地的資訊不斷誇大輕度異常的診治效益（多半避而不提可能的危害）。因此，所謂安全感也可能是現實扭曲後的假象。

罹病標準接二連三下修

一九九七年，美國高血壓聯合國家委員會在考慮另闢全新疾患類別：正常偏高血壓，納入舒張壓介於 85 和 90 之間、收縮壓介於 130 和 139 之間的民眾。大約十年後，正常偏高血壓改名為高血壓前期。一項大型隨機分派試驗顯示，高血壓前期民眾在服用降血壓藥後，便降低了惡化成高血壓的機率 [20]。（這有很令人意外嗎？服用血壓藥當然血壓會降啊！）

　　該隨機試驗的前兩年，比較了治療組（服用藥物坎地沙坦〔Candesartan〕）與非治療組（服用安慰劑）。二年後，治療組有14%的受試者出現高血壓，非治療組有40%的受試者出現高血壓。兩者比例差異懸殊；如果寫為高血壓發生率「減少66%」則更為明顯。但這個結果在意料之內，服用降血壓藥物確實有助降低血壓，避免許多人出現高血壓，但仍無從得知患者是否受益於藥物治療。

　　平心而論，該研究還有後續的對照。第三年與第四年，隨機試驗都給兩組受試者服用安慰劑。四年過去後，前兩年接受治療的患者有53%出現高血壓，從未接受治療的患者高血壓比例則為63%。不得不說，這個結果比較值得玩味，看起來服藥兩年後停藥比完全不治療較不易出現高血壓，但差距並不大。更重要的問題是：在高血壓出現前就治療病況真的有助預防嗎？為何不停到患者確診高血壓再治療呢？重點在於，治療處於高血壓前期的民眾能否避免心臟病發、中風和死亡。我們不曉得這種治療能否降低心臟病發、中風和死亡的風險，但肯定會有龐大的市場，也就是增加約一千八百萬名患者[21]。

　　二〇〇二年，美國糖尿病協會首創「糖尿病前期」（prediabetes）一詞，指血糖濃度高於正常但不足以被診斷為糖尿病的情況。他們表示（我也沒理由質疑），美國有五千七百萬人處於糖尿病前期[21]。這個市場更大，容易衍生出過度診斷與過度治療的嚴重後果。而提倡低膽固醇的人士也打算納入更多患者：他們現在還主張應該檢查兒童的膽固醇。美國小兒科學會（American Academy of Pediatrics）表示，凡是過重或父母有心臟疾病或高膽固醇的兒童，醫生便應該對其進行膽固醇篩檢。而由於許多父母確診為有高膽固醇，許多兒童當然會受到影響。篩檢應該要在二至十歲、藥物治療則應該等到滿八歲開始[23]。

　　值得肯定的是，美國國家骨質疏鬆症基金會的學者專家，已修改了該症的治療指引。他們把 T 分數治療門檻改為 -1.0，但很清楚這並不代表有必要治療；未來十年內，患者髖部骨折的機率得大於 3% 才行[24]。這項機率是基於世衛組織的演算法，再依美國情況調整所計算出來。醫生得到網站輸入患者年齡、體重、身高和 T 分數。網站也需要填入患者是否抽菸、是否使用類固醇藥物、是否曾骨折、是否患有類風溼性關節炎或任何跟骨質疏鬆症密切相關的疾患，以及是否每天喝三杯以上酒精飲料等資料。若醫生向下捲動網頁，會看到每項風險因子的詳細定義，訪談患者前需要有所了解。醫生訪談患者後便可輸入資料，交由電腦進行一連串運算，確定未來十年該患者髖部骨折的機率[25]，若超過 3% 就會建議治療。

　　這對於決定高風險患者可謂有所進步。但我們不曉得這是否真的有幫助，因為骨質密度趨近正常（例如 T 分數等於 -1.0）的部分女性，同時具有其他風險因子，她們接受治療的效果尚未評估。另外，詳細的治療建議太過複雜耗時，我在想許多醫生對於 T 分數不到 -1.0 的女性，說不定一律進行治療，這代表幾乎所有年長女性都會成為患者。現在，還有人提倡男性也要治療骨質疏鬆症。

過度診治的連鎖效應

　　我的鄰居有個好友萊拉（Lara）住在紐約市近郊。萊拉固定
會北上到佛蒙特，遠離大都市的塵囂，因此多年來我們倆也逐漸
熟識。她六十五歲，健康狀況良好，卻也飽受一連串的診斷與治
療之苦。一起都要從十年前說起，當時她接受骨質疏鬆症篩檢，
結果 T 分數是 -1.8。儘管這樣還稱不上是骨質疏鬆症，而且她也
沒有上述風險因子，但主治醫生仍表示她有骨折風險（依此標
準，我們全都有骨折風險），還說治療簡單又有效。

　　她說自己當時的反應是「有何不可？」便展開了荷爾蒙替代
療法。此療法經過實證，可以增加骨質密度、降低骨折發生率。
她對藥物的耐受性良好，後來在一項大型隨機試驗中，確認荷爾
蒙替代療法對骨骼強度的效益，卻也連帶呈現了負面影響，也就
是增加心臟病發、中風與乳癌的風險。她的醫生建議她停止服用
原藥，改用其他骨質疏鬆症藥物來治療。

　　萊拉開始服用雙磷酸鹽類藥物，健康狀況穩定。但好景不
常，她後來吞嚥時出現劇痛，轉介給腸胃科醫生，接受內視鏡檢
查（把光纖鏡從口腔伸入胃部的手術），結果發現她食道嚴重發
炎與潰瘍（雙磷酸鹽的已知副作用）。醫生再度幫她換藥，食道
炎好了，全身上下卻起了疹子，疼痛難耐。於是，她再度轉介給
一位皮膚科醫生，對方懷疑疹子是藥物過敏。停藥後，疹子也消
失了。

　　萊拉成了醫療上的一大難題，因為多位醫生未能釐清治療她
的方式；她後來轉介至內分泌科。由於骨質疏鬆症是內分泌疾

患，內分泌科醫生理應是治療此症的專家，難以處理的骨質疏鬆症患者，交給他們就對了。

別忘了，萊拉其實連骨質疏鬆症都沒有，頂多有骨質缺乏症（可以視為骨質疏鬆症前期）。他也沒有任何增加骨折發生率的風險因子。理想的情況是，內分泌科醫生會重新思考最基本的問題：這個病況有必要治療嗎？根據萊拉的 T 分數，又無其他危險因子，她的骨折機率很低，結果就是治療效益微不足道。

但那位內分泌科醫生沒有提起這點，而是著重處理醫療上的難題。因此，他對萊拉身上所有腺體與荷爾蒙進行了全面的評估，包括詳細檢查甲狀腺，過程中該醫生覺得觸碰到一個腫塊。於是，萊拉接著轉介到放射科，醫生用超音波檢查了甲狀腺，發現三個腫塊（最大的腫塊約直徑二點五公分），接著用針刺入腫塊、取得部分液體。在顯微鏡下，液體內部分細胞看起來令人憂心，病理科醫生擔心可能是癌細胞，但得切除整個甲狀腺才能確定。就這樣，萊拉又轉介到外科。

想像一下：你不覺得身體有異樣，但有人建議你檢查一下骨骼是否強健。檢查結果顯示你的骨質密度僅略低於同年齡的平均值，但仍屬於骨折高風險族群，最好進行治療。吃過三種藥物、看過三位醫生，你得知自己可能有甲狀腺癌，簡直一波未平一波又起。上述案例幸好有個快樂的結局，一位外科醫生（看診想必百般謹慎）把這一連串事件劃下了句點。他知道，幾乎所有成年人都有罹患甲狀腺癌的證據，最重要的是，萊拉根本沒事（我才看到她在康乃迪克河上泛舟）；如今，她對於任何找出身體毛病的檢查，都抱持著較觀望的態度。

　　上述診斷與治療的連鎖效應發生頻率有多高，我也沒有答案，畢竟沒有人會統計這類情事。但我可以告訴你的是，大部分人確實不會遇到，但其實也沒有那麼罕見。這正是過早成為患者的另一項缺點。

　　想主張改變罹病標準、調整數值來重新定義何謂異常，其實是很容易的事。總會有人認為，這樣可望幫助更多人，討論往往就到此為止。但即使是微幅的改變，都可能會讓數百萬民眾成為患者，進而導致過度診斷的氾濫，到頭來就是治療的氾濫。也許少數人可以從中受惠，但把一大堆民眾貼上異常故需治療的標籤，實在不容等閒視之。 單單因為太多人暴露於風險之中，就會放大治療過程的負面影響。有些人跟萊拉一樣，受困於診斷與治療的迴圈之中。而我們都得思考其中的弔詭之處：專家推動的政策讓更多人以為自己生病，是否真的能促進所有人的健康？

　　可惜的是，沒有任何科學方法或數學公式，足以找到一個標準答案，解決何謂正常的問題。但當前的現實就是，醫學界正持續地縮小定義範圍，而由我們醫生修改罹病標準時，縮小定義的過程最為引人注目。然而，還有一股暗中為害的力量，那就是科技的發達替我們改變了標準。

注 ─────────────

1. 　"Report of the Expert Committee on the Diagnosis and Classification of Diabetes Mel- litus," *Diabetes Care* 20 (1997): 1183.

2. 　L. M. Schwartz and S. Woloshin, "Changing Disease Definitions: Implications on Dis- ease Prevalence," *Effective Clinical Practice* 2 (1999): 76–85.

3. Action to Control Cardiovascular Risk in Diabetes Study Group, "Effects of Intensive Glucose Lowering in Type 2 Diabetes," *New England Journal of Medicine* 358 (2008): 2545–59.

4. 我希望真有這麼簡單，但實情更加複雜。雖然糖尿病的診斷是基於空腹血糖濃度，治療通常是針對平均血糖濃度。平均血糖測量的是糖化血色素，即血色素 A1c。密集治療組的目標是讓該值降到 6 以下。結果半數患者達標，平均血糖值 140（依照網路計算機的不同，可能會是 127、132 或 150）。我相信（也希望）我們診斷糖尿病的方式與主導療法的方式有朝一日會同步，都以血色素 A1c 來診治糖尿病。

5. 新聞稿連結：http://www.nih.gov/news/health/feb2008/nhlbi-06.htm.

6. 關於門檻的修改，比較 "The Fifth Report of the Joint National Committee on Detection, Evaluation, and Treatment of High Blood Pressure" in *Archives of Internal Medicine* 153 (1993): 154–83 with "The Sixth Report of the Joint National Committee on Prevention, Detection, Evaluation, and Treatment of High Blood Pres- sure" in *Archives of Internal Medicine* 157 (1997): 2413–46.

7. Schwartz and Woloshin, "Changing Disease Definitions."

8. J. Downs, M. Clearfield, S. Weis, et al., "Primary Prevention of Acute Coronary Events with Lovastatin in Men and Women with Average Cholesterol Levels: Results of AFCAPS/TexCAPS," *Journal of the American Medical Association* 179 (1998): 1615–22.

9. 值得注意的是，這項證據力度遠弱於次級預防的證據，即對於曾心臟病發的患者，降低膽固醇的效益已獲證實（減少心臟病發的死亡率）。在這項研究中，心臟病發死亡率並無差異（綜合事件才有差異）。

10. Schwartz and Woloshin, "Changing Disease Definitions."

11. 健康的骨頭會阻擋 X 光，所以你在 X 光上看到的骨頭，其實反映了被骨頭阻擋而未能抵達 X 光片的輻射。骨質密度檢查測量的是 X 光被骨頭阻擋的程度，愈多 X 光遭到阻擋，骨頭密度愈高。

12. 這可能是骨架大、愛運動的二十來歲女性，像是小女就可能有此 T 分數——前提是她願意付錢檢測。

13. M. B. Herndon, L. M. Schwartz, S. Woloshin, et al., "Implications of Expanding Disease Definitions: The Case of Osteoporosis," *Health A airs* 26 (2007): 1702–11.

14. Search for James R. Gavin, chair of Expert Committee on the Diagnosis and Classification of Diabetes Mellitus, on http://www.cspinet.org/cgi-bin/integrity.cgi

15. Duff Wilson, "New Blood-pressure Guidelines Pay O—for Drug Companies," *Seattle Times, June* 26, 2005; see http://seattletimes.nwsource.com/html/health/sick1.html

16. D. Ricks and R. Rabin, "Cholesterol Guidelines: Drug Panelists' Links un der Fire," *Newsday*, July 15, 2004

17. Susan Kelleher, "Disease Expands through Marriage of Marketing and Machines," *Seattle Times*, June 26, 2005; see http://seattletimes.nwsource.com/html/health/sick3.html

18. S. R. Cummings, D. M. Black, D. E. Thompson, et al., "Effect of Alendronate on Risk of Fracture in Women with Low Bone Density But Without Vertebral Fractures: Results from the Fracture Intervention Trial," *Journal of the American Medical Association* 280 (1998): 2077–82

19. M. Etminan, K. Aminzadeh, I. R. Matthew, and J. M. Brophy, "Use of Oral Bisphosphonates and the Risk of Aseptic Osteonecrosis: A Nested Case-control Study," *Journal of Rheumatology* 35 (2008): 691–95

20. Trial of Preventing Hypertension (TROPHY) Study Investigators, "Feasibility of treating Prehypertension with an Angiotensin-receptor Blocker," *New England Journal of Medicine* 354 (2006): 1685–97

21. Schwartz and Woloshin, "Changing Disease Definitions."

22. 參考：http://www.diabetes.org/pre-diabetes.jsp

23. 媒體相關報導：http://www.msnbc.msn.com/id/25556140/ 該學會報告：S. R. Daniels, F. R. Greer, and the Committee on Nutrition, "Lipid Screening and Cardiovascular Health in Childhood," *Pediatrics* 122 (2008): 198–208; http://www.pediatrics.org/cgi/content/full/122/1/198

24. 另一個治療門檻：十年內骨質疏鬆症相關的嚴重骨折機率高於 20%。全文："Clinician's Guide to Prevention and Treatment of osteoporosis," 2008, National Osteoporosis Foundation, Washington, DC; 網址：http://www.nof.org/professionals/NOF_Clinicians_Guide.pdf

25. 網址：http://www.shef.ac.uk/FRAX/tool.jsp?location Value=9

第三章
我們眼前所見愈來愈多
掃描何以造成膽結石、膝軟骨受損、椎間盤突出、腹主動脈瘤與血栓

　　異常與正常的區別有時沒什麼道理，時常取決於醫療專業人員選擇的單一數值。若你的空腹血糖值是 126，就代表你有糖尿病；若該值是 125，你就沒有糖尿病。但我們的許多診斷不是基於數值，而是我們眼前所見。過去，這代表我們的肉眼所見；現在，各式各樣的造影方式大幅拓展了我們的視野：X 光、超音波、電腦斷層造影（Computed Tomography，CT）掃描、磁振造影（Magnetic Resonance Imaging，MRI）掃描與正子斷層造影（Positron Emission Tomography，PET）掃描。老實說，這些技術都非常厲害。運用輻射、聲波、磁場和電能，就可以詳細顯示解剖構造。強大的電腦把資訊數位化，並以 3D 重建影像，可以放大和旋轉，醫生因而能準確測量解剖構造的大小、組織的新陳代謝與血流的變化。而且這些造影技術的解析度一年比一年高。

　　造像技術大幅進步有利於發現已染病患者身上的異常，但也愈來愈能找到健康民眾身上的異常。這跟前一章的發現機制不

同，但問題一樣。若異常與否由數值決定，改變罹病標準的是醫生；若是由醫療專業人員所見多寡決定，改變罹病標準的則是科技，但導致的結果相同：診斷與患者雙雙增加。有些人固然可能受益，有些人卻遭到過度診斷；患者獲知身體出現異常，但該異常注定不會帶來症狀或導致死亡。

看到的細節愈來愈多

我在醫學院最後一年，有機會分別到具先進儀器的醫學中心（舊金山與波士頓）與設備匱乏的鄉村醫院（阿拉斯加與尚比亞）工作。這些工作形塑了我的人生觀。我先在加州大學舊金山分校醫學中心（UCSF Medical Center）與麻州綜合醫院（Massachusetts General Hospital）服務；這兩間都名列《美國新聞與世界報導》（US News & World Report）全美最佳醫院；後來到阿拉斯加地區住民健康服務中心，以及尚比亞卡提特（Katete）聖公會教會醫院，才明白醫療方式會隨著環境而改變（部分必須因地制宜）。但在我看來，充滿高科技的環境不見得是好事。別誤會我的意思，造影技術有時能明顯提升照護品質，但有時確實會造成混淆、延誤治療，進而降低照護品質。不過，即是醫療科技匱乏的環境，多少都有造影設備（X光機可說是到處都有）我也領悟到，有時就連單純的X光都看到太多細節。

從醫學院畢業後，我先後在小兒科、外科、產科和內科實習，後來替美國公共衛生署（Public Health Service）工作，前往位於白令海岸的阿拉斯加貝索鎮（Bethel）擔任一般內科醫生。

在阿拉斯加待了兩年後，我到公共衛生署在美國本土四十八州（Lower 48）的分支單位服務，其中一間位於俄勒岡州中央的溫泉保護區（Warm Springs Reservation），是只有派駐三位醫生的小診所，多半進行很基本的一般醫療：高血壓、背痛、輕傷、性病，當然還有感冒。除了常見的喉嚨痛、咳嗽和流鼻水外，許多患者會自訴鼻竇疼痛，我們固定會用 X 光檢查臉部鼻竇。令我驚訝（老實說是懊喪）的是，所有照回來的鼻竇 X 光片，幾乎都顯示有鼻竇炎。每個人自訴鼻竇疼痛，就代表有鼻竇炎嗎？我詢問診所主任，能否考慮進行一個小型實驗「我是否可以照自己的鼻竇來瞧瞧？」他爽快地答應了。

想要進行 X 光檢查，醫生得先填妥申請單，敘明檢查部位與理由。我的身體並沒感到異狀，但在「詳述申請原因」一欄，我填上了病人的常見狀況：三十三歲患者，鼻竇疼痛（我也在未懷孕的框框打勾）。照 X 光本身快又簡單，完全無感。六天後，放射科醫生送來我的檢查報告（X 光片得由專人親送到八十公里外，即放射科醫生的工作地點，他細看後再謄上個人分析寄回）。他寫到，「左上頜竇下緣有橢圓形陰影」。那結論呢？「推測是慢性上頜竇炎繼發之息肉」若你看不大懂，別擔心，我那時也不是很懂，但聽起來不妙。

二十多年過去了，我至今沒有出現任何鼻竇的毛病；以前沒有，現在也沒有。就算我真的有息肉，也從來沒感受到它的存在。我當時似乎遭到過度診斷，而且完全是依據一張 X 光片的結果。

我完全沒料到自己會被診斷出鼻竇炎，我沒有任何症狀，X

光片出現異常著實令人意外。你也許想像得到，意外的發現通常就是過度診斷。但患者出現症狀時，診斷技術發現異常固然在意料之內，依然可能存在模糊地帶，即不見得足以解釋症狀。這正是我在溫泉區診所的挫折感來源，我所有出現普通感冒症狀的病人，照出來的鼻竇 X 光片似乎都呈現異常。但鼻竇炎真的是這些症狀的主因嗎？

典型的鼻竇炎症狀跟普通感冒症狀有許多共通點：流鼻水、打噴嚏、咳嗽和頭痛。我在溫泉區診所工作時，鼻竇炎的診斷是基於綜合症狀和傳統 X 光檢查；如今，我們用的是 CT 掃描。CT 掃描能測得許多鼻竇的異常。由於鼻竇炎症狀類似感冒，一項研究運用 CT 掃描檢查有普通感冒的民眾，了解他們是否患有鼻竇炎。研究人員招募了三十一名年輕人，公告上寫著徵求「剛得普通感冒的志願者」[1]。每名志願者的感冒症狀都持續不到四天，都同意接受 CT 掃描鼻竇，結果十分驚人：87% 的志願者（三十一人中有二十七人）的鼻竇明顯發炎。換句話說，只要我們檢查得夠仔細，幾乎所有普通感冒的患者同時也有鼻竇炎。

但大部分的醫生都會說，鼻竇炎和普通感冒是兩種不同的診斷：感冒比鼻竇炎常見許多，而且較不需要擔心，感冒的民眾多半沒有鼻竇炎。我們也把兩者當成不同疾病來治療：鼻竇炎通常是用抗生素治療，普通感冒則不用如此。但 CT 掃描模糊了兩者的界線。診斷技術的使用，似乎讓大部分患有感冒的民眾，同時被診斷出鼻竇炎。但那就是過度診斷了；幾乎所有志願者兩週內就痊癒了，沒有任何人服用抗生素。

很少有醫生會為了普通感冒做 CT 掃描，但我們卻常常為了慢性鼻病做 CT 掃描。愈來愈多耳鼻喉科醫生，直接在診間擺著專門的鼻竇 CT 掃描機（上 Google 搜尋一下就會找到）。若單憑簡單的 X 光照射，就能發現健康民眾（像我）的慢性鼻竇炎，不妨想想 CT 掃描會在症狀不明的患者身上找出什麼。想當然爾，CT 掃描只會造成更多慢性鼻竇炎的診斷。

惡性循環：
看到愈多異常、發現愈多問題、進行愈多治療

鼻竇炎只是更大問題的一個例子。我們的診斷技術解析度愈來愈高，我們也發現愈來愈多模稜兩可、意料之外的異常，可能就會陷入一個循環：後續愈來愈多的檢查（包括更多掃描）會揭露更多模稜兩可的異常。重點在於，愈多的發現便有愈多的治療，只是其中很多都是過度診斷。

愈來愈多的掃描

無庸置疑的是，我們進行愈來愈多的掃描，掃描結果的解析度逐年增加（有些人可能會用「改善」取代「增加」，但這點我就留給你自行判斷）。其實，很難確切知道究竟用了多少診斷技術，因為沒有單一醫療機構會加以記錄，因為埋單的不是單一機構，而是許多不同保險公司、聯邦政府與州政府以及患者個人[2]。

研究人員運用市場調查結果，推估美國 CT 掃描次數從一九八〇年（當時 CT 掃描機仍相當少見）的三百萬次，增加到二〇〇六年的六千兩百萬次[3]。若資料正確，這就顯示平均有五

分之一的美國人每年都會做一次 CT 掃描（當然，有些人不只做一次）。

最可靠的資料來源是美國醫療保險計畫（Medicare program），因為其追蹤（支付）幾乎所有美國六十五歲以上長者的掃描檢查。CT 與 MRI 掃描問世多年後，使用頻率依然不斷增加[4]。一九九〇年代初期以來，人均腦部 CT 掃描次數增加一倍，腹部 CT 掃描次數增加了兩倍、胸部 CT 掃描次數增加了四倍。雖然 MRI 沒有 CT 來得頻繁，使用上卻成長地更快：同一期間，腦部 MRT 掃描次數成長了三倍、脊椎 MRI 掃描次數增加了五倍，髖部與膝蓋 MRI 掃描次數更是上升超過九倍。

這下毫無疑問：我們的掃描檢查做得愈來愈頻繁了。

龐大的異常「潛伏庫」

我們找到的異常狀態愈來愈多，想必不只是因為檢查增加，也是因為本來埋藏在民眾體內的異常潛伏庫（reservoir of abnormalities，暫譯；譯注：潛伏庫〔reservoir〕是指潛伏體內尚無臨床症狀但可經由篩檢找到的異常或疾病），若不是因為檢查發現，我們根本一無所知。

為了確定異常的潛伏庫有多龐大，研究人員針對健康民眾進行系統化的掃描檢查，看看會有什麼樣的發現。他們在無症狀的志願受試者身上，尋找是否有膽結石、膝軟骨損傷、椎間盤突出的徵兆。簡單將結果摘要如下：

- 膽結石：毫無膽結石症狀的受試者（譬如疼痛、噁心或高脂飲食過多等）中，約有 10% 的超音波掃描結果發現膽

結石 [5]。

● 膝軟骨損傷：毫無膝痛或相關病史的受試者中，約有 40% 的 MRI 掃描結果發現膝半月板損傷 [6]。

● 椎間盤突出：毫無背痛症狀的受試者中，超過 50% 的 MRI 掃描結果發現腰椎椎間盤突出 [7]。

當然，以上簡單的摘要省略了重要細節：年輕人發現異常的比例低於年長者（以膽結石為例，年輕女性異常的比例高於年輕男性）。舉例來說，無症狀且未滿四十歲的男性中，被超音波檢查出膽結石的比例僅有 2%；相較之下，無症狀且超過五十歲的男女中，被 MRI 檢查到椎間盤突出的比例高達 80%。

因此，就算你未感不適，這些掃描都可能發現你身上的一堆毛病。但這些異常鮮少會在日後引發問題。先進造影技術大幅提升了過度診斷的風險，甚至導致不必要的膽結石、膝關節和背部手術。

但即使你確實已出現症狀，掃描後過度診斷的風險依然可觀。假設你有膝痛的問題，接受 MRI 掃描後發現軟骨受損（半月板撕裂傷）。正如同我們往往輕易把受試者的鼻竇疼痛歸咎於鼻竇炎，膝痛也常被輕易地歸咎於半月板撕裂傷。但許多沒有膝痛的民眾（比例其實達到四成）都有半月板撕裂傷。換句話說，軟骨損傷經常不會帶來症狀。所以半月板撕裂傷不見得是膝痛的原因，畢竟還有許多其他原因：關節炎、肌腱炎、肌肉拉傷等等。若軟骨損傷不會引發你的症狀，那得到的膝痛診斷就是過度診斷。這就是過度診斷不容忽視的原因。若軟骨損傷是膝痛的原因，膝關節鏡手術可能會有幫助；但若關節炎才是原因，手術明顯幫不上忙，還可能會適得其反[8]。

正因為無膝痛的民眾膝軟骨也有損傷，發現膝痛民眾的軟骨損傷就出現灰色地帶——可能會引發症狀，也可能不會。

判斷某個異常是否為病因是醫生的一大挑戰。最近一期《新英格蘭醫學期刊》（*New England Journal of Medicine*）中，一位骨科醫生描述自己如何看待膝關節 MRI 掃描模稜兩可的結果[9]。根據他的說明，若患者年紀較輕、疼痛時間較短（以月計算）而且能清楚指出受傷後才開始膝痛，那受損的軟骨有較大機率是膝痛的原因（因此動手術的效益較大）。但他也坦承，這些準則其實都是過度簡化，決定症狀背後原因牽涉太多的細部因素，醫生終究得以完整的臨床結果做出決定。醫學並非簡單明瞭的科學，我們常常不確定自己該怎麼辦。

異常潛伏庫的最後一項例子，就連我也沒料想到，那就是中風。大部分的人都覺得中風來得猛烈又明顯，但在最近一項研究中，研究人員針對兩千名人進行腦部 MRI 掃描，這些受試者都不曾於臨床上被診斷出中風，結果卻不符合一般對中風的看法。受試者是麻州佛萊明罕（Framingham）一般居民，他們曾參與知名的佛萊明罕心臟研究（Framingham Heart Study）；該項長期研究向來被視為設計一流的社區研究，觀察健康民眾的生活方式、記錄哪些人罹患心血管疾病，藉此了解風險因子[10]。

不可思議的是，MRI 掃描發現超過 10% 的健康受試者曾發生中風。研究人員稱之為「無症狀中風」（silent stroke）。如**圖 3.1**所示，無症狀中風的機率跟年齡相關。真正令我驚訝的是，未滿

圖 3.1　MRI 發現之無症狀中風潛伏庫

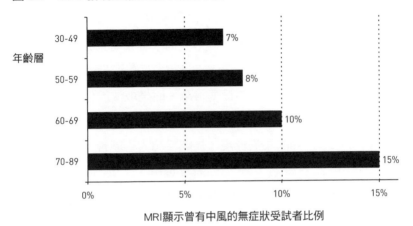

MRI顯示曾有中風的無症狀受試者比例

五十歲的民眾有 7% 曾發生中風，實在不可思議。但我們是否要治療無症狀中風，可就是另一回事了。

一般民眾的異常潛伏庫不限於膽結石、骨骼肌肉毛病與中風等問題。幾年前，全身 CT 掃描蔚為風潮，有些放射科醫生還開起私人營利診所，提供健康民眾詳細檢查身體的服務。一位放射科醫生掃描檢查了超過一萬人後表示：「實際上，掃描得到的資訊如此詳細，我還沒見到任何一個正常的病人。[11]」他說得沒錯。最近一項研究招募超過一千位自願接受全身 CT 篩檢的民眾（他們都沒有症狀）其中 86% 至少有一個異常。研究期間發現的異常數量太過驚人（超過三千個異常），因此研究人員推估平均每名受試者就有 2.8 個異常 [12]！

藉由揭露愈來愈多的異常，造影技術納入更細微的異常狀態，進而改變了異常診斷區間。因此，他們也降低了典型異常結果的重要性。換句話說，我們眼前所見的異常愈多，典型的異常就愈不具意義。新造影技術才偵測得到的異常一般較不嚴重，不太容易引起症狀或致死。一位碎形幾何學專家清楚說明了這項基本難題：他提出一個看似簡單的問題：「英國海岸周圍有多少座島嶼？[13]」這題沒有單一的標準答案，而是取決於你看得到幾座島嶼。地圖解析度愈好，島嶼數量就愈多。但隨著島嶼數量上升，許多過去未知的小島浮現，島嶼平均大小就會下降。

不妨自己查查看，登入 Google Earth。若你不是英國迷，就試著數數猶他州大小湖泊的總數。當你眼前是整個美國，就只會看到大鹽湖（Great Salt Lake）這一個湖泊。但接下來稍微放大一點，你會看到兩個：普若佛（Provo）旁的猶他湖，以及跟愛達荷州交界、鄰近懷俄明州的大熊湖（Bear Lake）。現在，再放大一點，許多湖泊突然間出現，散布於猶因塔高地（High Uintas）、瓦薩奇山脈（Wasatch Range）和水瓶座高原（Aquarius Plateau），但面積較小。再繼續放大，你會看到更多小湖，有些不到三十公尺寬、僅有幾公尺深。這樣的湖泊又沒多大，是否該算進去呢？最後，你得回答的問題是：「什麼是構成湖泊的要素？[14]」

假如你很閒，可以再去數明尼蘇達州的湖泊……

個案研究：腹主動脈瘤

醫生能看到的細節愈來愈多，意味著他們會發現更多無關緊要的異常。這個問題與臨床醫學息息相關，而病況嚴重程度取決於病灶大小時尤其如此。腹主動脈瘤就是典型的例子。

　　主動脈是身體最大的血管，輸送血液至頭部與手臂、消化道、腎臟和腿部。主動脈源於心臟，從胸腔向上延伸，再彎曲而下到腹腔，最後分支成兩條血管，前往左腿與右腿。位於腹腔內的那段稱為腹主動脈。

　　當一段血管出於某個原因（譬如高血壓）變得緊繃和脆弱，就會形成如汽球般的動脈瘤。若這顆汽球位於腹主動脈並且破裂，就會造成患者大量失血甚至暴斃，發生機率跟動脈瘤大小呈正相關：動脈瘤愈大，破裂風險愈大。醫生當然應該治療大型動脈瘤，但小動脈瘤的治療效益並不明顯。

　　過去，腹主動脈瘤主要是由觸診發現，也就是醫生用手觸摸檢查患者的腹部。在最理想的情況下，醫生可以感覺到直徑僅五公分的動脈瘤。當然，這項方法有其變數：若醫生觸診目的就是要尋找動脈瘤，找到機率遠大於非特地找動脈瘤的觸診。在例行檢查時，動脈瘤必須非常明顯才會被發現。但現今，大部分的腹主動脈瘤都是由超音波或 CT 發現，這些造影技術可以顯示遠小於三公分的結構，而三公分正是一般動脈瘤的直徑。這比觸診所能檢查到的多出兩公分，聽起來差不多，但實際上有巨大差別。

　　一項具代表性的研究調查了二百零一位的男性，年紀介於六十歲與七十五歲，患有高血壓或心臟病（或兩者兼有）最可能有動脈瘤的年齡層，結果顯示超音波大幅影響了動脈瘤的表面盛行率[15]：共有五個動脈瘤是由觸診發現、十八個則是由超音波偵測到。換句話說，在同樣年齡層的男性中，超音波所呈現的腹主動脈瘤盛行率是觸診檢查的三倍以上。

圖 3.2　同年齡層男性的腹主動脈瘤數量與尺寸，分成觸診與超音波
　　　　二類檢查

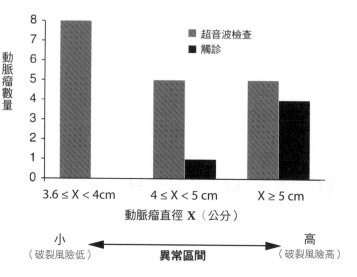

圖 3.2 顯示的是研究結果。多數於體檢發現的動脈瘤較大、
破裂風險較高。超音波當然也會發現這些動脈瘤，但還會偵測到
許多破裂風險低的小動脈瘤。圖 3.2 中，有十三個動脈瘤只能靠
超音波檢查找到，其中一個較大（直徑等於或大於五公分）、四
個中等（四公分以上，未滿五公分）、八個較小（三點六公分以
上，未滿四公分）。從進行觸診的醫生觀點來看，在這組高風險
且罹患高血壓的年長男性中，腹主動脈瘤的盛行率只有 2.5%，
直徑等於或大於五公分的動脈瘤最為普遍。但從超音波檢驗師的
觀點來看，同一族群的腹主動脈瘤盛行率是 9%，而且小於四公
分的動脈瘤最為普遍。

　　超音波檢查對腹主動脈瘤盛行率與尺寸的影響（CT 掃描

影響較小但也是如此），足以說明為何在一九五〇至一九八〇年間，明尼蘇達州羅徹斯特梅約醫學中心（Mayo Clinic）服務的民眾中，該病況通報發生率增加到七倍，而又以小動脈瘤的表面盛行率上升最多，增加到超過十倍[16]。每年大約有二十萬名美國人被診斷出腹主動脈瘤，但幾乎所有動脈瘤（約九成）的尺寸都未達建議動手術的標準[17]。所以，我們愈常運用先進造影技術時，就會發現更多異常，但嚴重程度不高。這些確診新患者出現健康問題的風險最低，但過度診斷的風險最高。

臨床診斷改為掃描檢查

這項原則遠遠不只適用於腹主動脈瘤的診斷。不同研究已顯示，從臨床檢查（根據患者經驗、症狀與體檢的綜合資訊）改為診斷技術，造成相當巨大的影響。就以深部靜脈栓塞（腿部靜脈血栓）的診斷為例。這些血栓好發於無法行動的民眾身上，通常是身體衰弱的年長者，但偶爾會出現在年輕人身上，多半是因為久坐（像是搭長程飛機到澳洲）或因傷得長期臥床。

大血栓會導致雙腿腫脹疼痛，但小血栓可能不會有任何感覺。針對事故受傷民眾（即創傷患者）所做的研究顯示，一般臨床檢查時，鮮少有患者出現大血栓或雙腿腫脹疼痛的情況。但若用雙功能超音波掃描檢查創傷患者，超過半數都有小血栓[18]。一旦計入超音波發現的血栓，血栓平均尺寸就小了許多、重要性大幅降低。

深部靜脈栓塞最嚴重會導致肺栓塞，血栓從腿部靜脈脫落並往心臟移動，然後卡在肺動脈中。肺部血栓的影響深遠，阻礙氧氣輸送至血液，導致血壓驟降甚至死亡。（美國國家廣播公司〔NBC〕年輕記者大衛・布魯姆〔David Boom, 1963-2003〕就因此過世，他在伊拉克戰爭期間跟隨美軍進行採訪，接連好幾小時都坐在坦克中）。不難想像，肺栓塞表面盛行率受到掃描檢查的影響。腿部有血栓的患者很少有呼吸困難的問題，更少有患者會在臨床檢查時發現肺栓塞。但有了肺部灌流／通氣掃描，超過半數腳部血栓患者被發現肺部有小血栓 [19]。同樣地，多了掃描檢查後，現今典型的肺栓塞小了許多、重要性也大幅降低。

全新高解析度掃描技術的問世，進一步提升肺栓塞的表面盛行率。灌流／通氣掃描多半已由螺旋式電腦斷層掃描（spiral CT scan）取代。螺旋式 CT 掃描在有腿部血栓的患者身上，發現肺部血栓的數量比灌流／通氣掃描多三分之一 [20]。而該掃描使用頻率的增加，造成了很大的影響：不到五年的時間，賓州確診為肺栓塞民眾人數上升了 34% [21]。因此，典型的肺栓塞跟五年前相比，不但變得更小，也更加無足輕重。

表 3.1 整理了動脈瘤與血栓研究的相關數值。

由此可見，前文提到的那些原則，不僅適用於以數值為準的診斷（例如高血壓和糖尿病），也適用於以醫生所見為準的診斷。因為較小的異常不容易引發症狀或死亡，這些民眾接受治療的效益不大。另外，輕度異常的人數占了絕大多數，在在顯示為何輕度異常較容易過度診斷。

而見到的細節愈來愈多，導致醫生常常面臨困難的決定，有時真的很難判斷；像是否要治療檢查出來的異常，或是否沒檢查

表 3.1　診斷技術如何影響不同異常的表面盛行率

異常 （受試者）	不同診斷方式的異常盛行率		掃描技術 讓盛行率增加到
	臨床檢查	掃描技術	
腹主動脈瘤 （201 名高風險男性）	2.5%	9% （腹部超音波）	3.6 倍
腿部血栓 （349 名創傷患者）	1%	58% （雙功能超音波）	58 倍
肺部血栓 （44 名腿部血栓患者）	16%	52% （灌流／通氣掃描）	3.3 倍
		70% （螺旋式 CT 掃描）	4.4 倍

出來反而更好。我們醫生為了評估症狀指示患者接受掃描時，若不是因為認定症狀很可能反映了異常，而是因為不曉得還能怎麼辦，往往就會陷入上述的僵局。不妨稱之為「盲目探索」。在盲目探索時，蒐集到更多資訊可能愈發令人困惑，最後帶來模稜兩可的結果（發現的異常不見得就是病灶）造成過度診斷。

　　大約十年前，家母近八十歲，有天感到渾身不對勁。她的身體一直很硬朗（那時還能爬科羅拉多州的山），我沒聽過她抱怨身體不舒服。她無法很明確地描述自己的狀況（我猜她看醫生時也說不出所以然）。她只說那天的記憶有點模糊，還說自己腦子「糊塗了」，她感到全身無力、無法集中思考。她否認自己有其他症狀（像是胸痛、麻痺、暈眩、發燒、噁心等都沒有），於是先打電話給她的醫生，過幾天感覺好多了才去看門診。醫生讓她做了超音波掃描來檢查頸動脈（位於頸部的動脈，負責供血至腦部）。我很確定，那位醫生並非認為家母有中風或小中風（即可能是中風前兆的暫時性腦缺血）。我推測，他只是針對長輩常見的問題略做檢查，否則也不知道還能怎麼辦。我當然不能怪他，畢竟自己也曾讓病人做類似沒什麼道理 [22] 的檢查。

檢查報告出爐，確實有異常狀況，家母頸部一側有個中等的血管阻塞。我可以肯定地說，這項結果跟她那天渾身不對勁無關，因為可由她症狀的持續時間（長到不可能是暫時性腦缺血，又短到不像完全的中風）與特點（並非局部不適，而是全身沒力）來判斷。我們母子倆針對手術利弊討論了很久（這對於沒有類中風症狀的患者來說，是很困難的決定）[23]，最後她選擇不去管它。

那是十多年前的事了，她至今未曾發生中風。但那次診斷自此就在她的病歷上，其他看過她的醫生也數度提及。有些醫生建議要處理，有些建議她服用阿斯匹靈之外的藥物，還有醫生建議什麼都不做，這正是她的選擇。掃描檢查結果模擬兩可，而時間一久，我們如今曉得那幾乎可算是過度診斷。

和家母類似的例子常常出現，許多無症狀民眾身體仍有某種異常。許多人腹部偶爾會隱約作痛，若我們讓所有人都接受超音波檢查，就會找到一大堆膽結石，但大部分的膽結石大都跟腹痛毫無關係；許多人都有膝痛和背痛的經驗，若我們用 MRI 檢查這些人，就會發現許多受損傷的軟骨和椎間盤突出。但大部分的異常都不是膝痛和背痛的元兇。況且，任誰都有渾身不對勁的日子。

醫生幫民眾做體外檢查時，較少人被診斷出病來；但掃描技術做體內檢查時，較多人被診斷出病來。超音波、CT、MRI 照出來的影像清晰可見，醫生可以看得各式各樣的異常。問題就是，我們看得到太多細節了。現今，許多民眾得知自己有腹主動脈瘤、鼻竇炎、椎間盤突出或脫出、膝關節損傷、中風或肺部與腿部血栓等等疾患，若在過去絕對不會被診斷出來。我們改變了病況的標準數值（像是血壓），就像在重寫醫學的律法。而造影科技改變罹病標準時，影響更是難以預估：不同醫生有各自習慣運用的檢查技術，對檢查結果的解讀也不盡相同，因而會提出不同的治療建議。有些患者當然會受益於造影的進步。但這不是沒有代價的。有些得知自己身體出現異常，但這些異常其實相當輕微，本來就不會引發任何症狀，因此無法受益於治療，反而可能被治療所害。而當我們有計畫地鼓勵健康的民眾接受疾病篩檢，就會產生最嚴重的問題。而每當醫生建議篩檢時，往往是指癌症的篩檢。

注

1. J. M. Gwaltney, C. D. Phillips, R. D. Miller, and D. K. Riker, "Computer Tomographic Study of the Common Cold," *New England Journal of Medicine* 330 (1994): 25–30

2. IMV Medical Information Division, http://www.marketresearch.com/vendors/view vendor.asp?SID=22207180–472843397

3. David J. Brenner and Eric J. Hall, "Computed Tomography—an Increasing Source of Radiation Exposure," *New England Journal of Medicine* 357 (2007): 2277–84

4. 這些資料來自達特茅斯衛生政策和臨床實務研究院，該機構自從一九八〇年代中期便開始蒐集、分析醫療保險的資料。這些是一九九一年和二〇〇六年的 B 部分資料，而這些數字的分母其實微幅縮減，因為更多受益人放棄該計畫，改加入 HMO 方案。（一九九一年人數為 27,300,000；二〇〇

六年減少至 26,300,000）

5. K. D. Hopper, J. R. Landis, J. W. Meilstrup, et al., " e Prevalence of Asymptomatic Gall- stones in the General Population," *Investigative Radiology* 26 (1991): 939–45

6. 此處資料來自 J. Kornick, E. Trefelner, S. McCarthy, et al., "Meniscal Abnormalities in the Asymptomatic Population at MR Imaging," *Radiology* 177 (1990): 463–65. 該研究於十八年後又有學者做了一遍，結果並無二致（但不知為何，第二次研究的作者未提到前人的研究）。參考：M. Englund, A. Guermazi, D. Gale, et al., "Incidental Meniscal Findings on Knee MRI in Middle-aged and Elderly Persons," *New England Journal of Medicine* 359 (2008): 1108–15. 第二次研究從佛萊明罕心臟研究的受試者隨機抽樣，觀察較為嚴重的傷害：半月板撕裂傷或斷裂。以下是按年齡層與性別區分的粗估盛行率：

半月板撕裂傷或斷裂比例		
年齡層	男性	女性
50-59 歲	32%	19%
60-69 歲	46%	40%
70-90 歲	56%	51%

7. M. C. Jensen, M. N. Brant-Zawadski, N. Obuchowski, et al., "Magnetic Resonance Imaging of the Lumbar Spine in People Without Back Pain," *New England Journal of Medicine* 331 (1994): 69–73

8. A. Kirkley, T. B. Birmingham, R. B. Litchfield, et al., "A Randomized Trial of Arthroscopic Surgery for Osteoarthritis of the Knee," *New England Journal of Medicine* 359 (2008): 1097–1107

9. R. G. Marx, "Arthroscopic Surgery for Osteoarthritis of the Knee?" *New England Journal of Medicine* 359 (2008): 1169–70

10. 佛萊明罕心臟研究始於一九四八年，是首項記錄心臟病發風險因子的試驗，包括抽菸、高血壓、高膽固醇等等。中風研究的受試者其實是前述研究受試者的後代，圖中各年齡層的中風盛行率反映了男女的綜合結果（性別間的差異很小也缺乏一致性：部分年齡層的男性中風比例略高於女性；部分年齡層則是女性中風比例較高）。參考：R. R. Das, S. Seshadri, A. S.

Beiser, et al., "Prevalence and Correlates of Silent Cerebral Infarcts in the Framingham Offspring Study," *Stroke* 39 (2008): 2929–35

11. R. Davis, "The Inside Story," *USA Today,* August 25, 2000

12. C. D. Furtado, D. A. Aguirre, C. B. Sirlin, et al., "Whole-body CT Screening: Spectrum of Findings and Recommendations in 1192 Patients," *Radiology* 237 (2005): 385–94

13. B. Mandelbrot, *The Fractal Geometry of Nature*, revised edition (New York: W. H. Free- man and Company, 1983), 116.

14. 在猶他州（以及西部山區一帶的州別），你還得考慮計算的時間點。有些湖泊在五月仍被雪覆蓋，有些湖泊到了九月會乾涸。對了，這項計算並不限於島嶼或湖泊，計算河流或山峰時也會遇到相同的問題。

15. F. A. Lederle, J. M. Walker, and D. B. Reinke, "Selective Screening for Abdominal Aortic Aneurysms with Physical Examination and Ultrasound," *Archives of Internal Medicine* 148 (1988): 1753–56

16. L. J. Melton, L. K. Bickerstaff, L. H. Hollier, et al., "Changing Incidence of Abdominal Aortic Aneurysms: A Population-based Study," *American Journal of Epidemiology* 120 (1984): 379–86

17. R. F. Gillum, "Epidemiology of Aortic Aneurysm in the United States," *Journal of Clinical Epidemiology* 48 (1995): 1289–98

18. W. H. Geerts, K. I. Code, R. M. Jay, et al., "A Prospective Study of Venous Thromboembolism after Major Trauma," *New England Journal of Medicine* 331 (1994): 1601–06

19. K. M. Moser, P. F. Fedullo, J. K. LitteJohn, et al., "Frequent Asymptomatic Pulmonary Embolism in Patients with Deep Venous Thrombosis," *Journal of the American Medical Association* 271 (1994): 223–25

20. D. R. Anderson, S. R. Kahn, M. A. Rodger, et al., "Computed Tomographic Pulmonary Angiography vs. Ventilation-perfusion Lung Scanning in Patients with Suspected Pulmonary Embolism: A Randomized Controlled Trial," *Journal of the American Medical Association* 298 (2007): 2743–53

21. N. A. DeMonaco, Q. Dang, W. N. Kapoor, et al., "Pulmonary Embolism Incidence Is Increasing with Use of Spiral Computed Tomography," *American Journal of Medicine* 12 (2008): 611–17

22. 一位醫生讀到這裡時，覺得「沒什麼道理」一詞用得有點重。他指出，即使可能性不高，設法尋找重大異常不無道理。當然，有無道理取決於異常的可能性。這恰好説明了為何醫學永遠充滿了主觀判斷。然而我們的共識是，每當我們想找出重大異常，卻發現輕度異常（模稜兩可的結果）或意料之外的東西，就會有過度診斷的問題。

23. 我在一篇介紹知情選擇的評論中，描述過這個過程；參考 H. G. Welch, "Informed Choice in Cancer Screening," *Journal of the American Medical Association* 285 (2001): 2776–78

第四章
我們拚命尋找攝護腺癌
篩檢何以展現癌症的過度診斷

　　實在難以想像，癌症居然也會有過度診斷的現象。醫生與社會大眾都明白癌症的基本常識：癌症是很可怕的疾病，會無情地擴散到身體各處，若不治療就會致死，而且常常治療了也是枉然。治療的不二法門就是早期發現癌症，因此身為醫生，我們的目標很單純：儘可能檢查出初期癌症。這項原則過去向來是醫學界的圭臬，其他主張都是異端邪說，直到近年才有所改變。

　　隨著攝護腺癌篩檢的問世，我們被迫改變自己的觀點。突然間，我們進行篩檢的目的似乎只是要找到攝護腺癌。我們發現，許許多多的男性都有攝護腺癌（遠遠超出我們料想中會出現症狀或死亡的人數）；於是，我們無法再否認即使是癌症，也存在過度診斷的可能。

　　癌症篩檢的目的，是要努力尋找健康民眾身上的癌細胞，即在無症狀時就系統化地尋找疾病（若我們在有症狀的患者身上找癌症，就不稱為篩檢，而是診斷檢驗）。我們現在拚命地尋找癌症：接受檢查的人數與頻率雙雙增加，檢查結果也更加精細。而我們找得愈認真，發現的癌症就愈多。

當然，癌症不同於鼻竇炎或膝痛，是會致人於死的疾病，風險自然高出許多。但治療的代價也更高──癌症治療可能危害健康，甚至會要你的命。除非必要，否則你不會想接受癌症治療。

正如同其他設法早期診斷疾病的方式，癌症篩檢是一把雙面刃，可以帶來好處（抓緊機會及早干預可望減少死亡率），也可能造成傷害（過度診斷與過度治療），有時兩者都會出現。因此，癌症篩檢固然很有道理，主張謹慎以對也不無理由。

當醫生成了患者

艾薩克不是我的病人，他是我的同事。我們的年紀差不多，都五十來歲。他是美國東南部一間醫學院的臨床流行病研究學者。過去二十年來，我每幾年就會在全國醫學會議上看到他。艾薩克的專長是腫瘤，即治療癌症的醫生。他總是充滿了活力：聰明、健談又有工作熱忱。他研究製藥公司向腫瘤科醫生推銷治療的手法。這個議題十分重要，他視其為終身志業，不遺餘力地做對的事。

我上一次見到艾薩克時，他說自己被診斷出攝護腺癌。每年，他都會幫自己做攝護腺癌的篩檢──驗血看 PSA（攝護腺特異抗原）指數。自我篩檢似乎令人意想不到，但醫生普遍會做簡單的自我保健。艾薩克向我坦承，他擔心若自己罹患癌症，恐會損及身為腫瘤科醫生在病人眼中的地位，所以覺得有必要努力避免癌症上身。

　　多年來，他的 PSA 都小於 2ng/ml，很理想的數值；根據傳統經驗法則，只有 PSA 指數大於 4 的男性才需要做切片檢查。但在二〇〇四年，一項新公布的研究指出，PSA 指數不到 4 的部分男性也有攝護腺癌。有些醫生便開始主張，我們應該對 PSA 指數大於 2.5 的男性進行切片檢查；有些醫生則建議，我們不能以單一數值決定是否切片，應該針對 PSA 指數一年內大幅上升（即所謂 PSA 上升速率）的男性做檢查就好。隔年，艾薩克的 PSA 指數大約增加 1 毫微克，略超過 2.5。他便決定接受切片檢查。

　　基於 PSA 指數上升所做的攝護腺切片，跟其他癌症切片檢查有根本上的差異。一般來說，針對其他器官做切片，是因為醫生摸到或在造影檢查中看到結節（組織硬塊）。所謂切片，是要切除部分硬塊來進行病理檢驗。然而，大部分的攝護腺切片檢查，都是因為 PSA 指數異常，艾薩克就是如此。在此情況中，醫生靠著超音波通常摸不到或看不到任何東西，即沒有結節可供切片。

　　由於攝護腺沒有明顯可供切片的部分，因此泌尿科醫生通常會採集六至十二個樣本，以尋找攝護腺的癌細胞。每次切片都要用細針取得一點攝護腺組織，泌尿科醫生會試圖做整體採樣，把整個攝護腺分成不同區域，並且在每個區域進行切片。艾薩克做了十個細針穿刺切片，其中之一出現了癌細胞。就這麼簡單，艾薩克罹患了攝護腺癌。無論只有一個樣本有癌細胞，或十個樣本全都有癌細胞，患者都會得到相同的診斷。但後者的攝護腺癌顯然比前者的面積更大，也可能嚴重許多。

　　艾薩克選擇了最為積極的治療：根除性攝護腺切除手術。當時他覺得沒什麼大不了，但結果出乎意料，他說手術的影響可大了。他整整六個星期不想上班，因為手術後完全筋疲力盡。術後六個月，他依然有性功能障礙。他說，自己和妻子已接受無性生活的事實，但依然是很大的考驗。艾薩克質疑起自己當初的決定，問我說：「如果是你，絕對不會選擇手術，對吧？」

　　我說不會，因為我沒做攝護腺癌篩檢，所以不可能面臨這些抉擇（除非醫生未經我同意，就逕自在驗血時順便篩檢，有位同事就遇到這種事）。但我也可能因為罹患攝護腺癌而死；假如我接受篩檢，也許死於攝護腺癌的機率就低一些。誰都說不準。

　　艾薩克接受篩檢是正確的決定嗎？實在不可能預先判斷。他的決定也許是對的──說不定他若等到出現症狀才治療，便會死於癌症，而如今癌細胞完全沒了。又或者他的決定是錯的──說不定他被診斷出的癌症，終身都不會產生不良影響，根本是白忙一場。假使如此，診斷結果只帶給艾薩克因罹癌而導致的不必要焦慮、多餘的手術與隨後的副作用，像是性功能障礙。

　　大家都曉得癌症篩檢可能帶來的益處：說不定可以避免死於癌症。但鮮少有人知道篩檢更容易導致的害處：忙著診治的癌症根本不會影響健康。諷刺的是，最快罹患攝護腺癌的方式，就是接受攝護腺癌篩檢。

攝護腺癌有多普遍？

許多男性死於攝護腺癌。根據統計，光是二〇〇八年，美國就有二萬九千名男性死於攝護腺癌，使其成為男性第二大癌症死因（不過跟奪走九萬條人命的第一大死因肺癌相比，仍小巫見大巫）。一般美國男性死於攝護腺癌的機率是 3%，其中大部分是年長者，平均死亡年齡是八十歲[1]。

攝護腺癌的確診人數甚至超過死亡人數：二〇〇八年，美國約有十八萬六千位男性被診斷出攝護腺癌，堪稱最為常見的男性癌症診斷（在此不考慮黑色素瘤皮膚癌）。一般美國男性確診攝護腺癌的機率是 16%，而平均確診年齡是六十八歲。

更多男性甚至不曉得自己有攝護腺癌，即未檢查出來的攝護腺癌潛伏庫。一九八〇年代，克里夫蘭醫學中心（Cleveland Clinic）的病理學家，按部就班地檢查了七十二個因膀胱癌手術而切除的攝護腺。之前沒有醫生覺得這些患者有攝護腺癌，但病理學家發現其中三十三名男性，也就是將近半數罹患攝護腺癌。超過六十歲的男性中，罹癌的比例更加顯著：超過半數意外發現攝護腺癌[2]。有些人可能擔心，這項研究高估了潛伏庫大小——膀胱癌患者也許比一般男性更容易罹患攝護腺癌。但這點缺乏相關證據佐證。

克里夫蘭醫學中心結束那項研究的十年後，底特律的病理學家又做了相同的研究，並且加以改良。他們檢驗了意外身故男性的攝護腺，這些男性生前都沒有生病或罹癌的記錄。由於研究的五百二十五名男性橫跨不同年齡，因此可以預估攝護腺癌在不同

圖 4.1　意外身故男性潛伏攝護腺癌分布

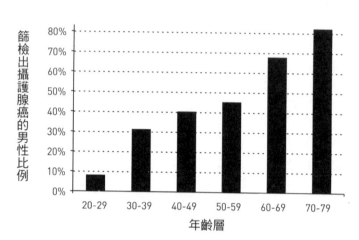

年齡層的潛伏庫[3]。

　　這些結果實在太不尋常。別忘了，這些男性生前都不曉得自己有攝護腺癌。即使在二十多歲的年輕男性中，也有將近一成篩檢出攝護腺癌，而且罹癌人數隨著年齡增加。在七十多歲的男性中，超過四分之三患有攝護腺癌，潛伏庫大得驚人。若過半數的年長男性有攝護腺癌，但只有 3% 會因此死亡，就代表過度診斷的風險極大[4]。而何時這個潛在風險會成為真的問題呢？醫生更努力尋找微小的早期癌症之時。

篩檢得愈仔細，攝護腺癌愈多

　　假如真的有巨大的異常潛伏庫，我們找得愈仔細，當然就找到愈多癌細胞。這個現象在攝護腺癌切片中最為明顯。醫生幾乎不會只對攝護腺做單一切片，因為沒有明顯的結節可供切片，以往的採樣標準方式是找六處定位切片（所謂的六針切片），尋找攝護腺六個不同部位的癌細胞。而找六處切片的決定沒什麼道理，當初若決定四處、八處或其他數量也不無可能。儘管如此，泌尿科醫生用系統化的方式對攝護腺進行採樣，腺體兩半各在上、中、下三個位置做切片。

但無論切片方式再有系統，終究是從高爾夫球般大小的器官採集數個樣本，每個都小如木屑。想想看這些數字：總共六個樣本、每個體積約二十五立方公釐，器官本身約五萬立方公釐[5]。由此可見，一般六針切片樣本僅占攝護腺的 0.5% 不到，有些泌尿科醫生合理地提出疑惑：若我們做更多切片呢？會不會發現更多癌細胞？

圖 4.2[6] 整理了針對此問題的三項研究，分別比較了傳統的六針切片，與十一針、十二針或十三針切片的差別。在每項研究中，研究人員都發現，他們進行的切片愈多，找到的癌細胞也愈多。

還有另一項切片研究值得關注，因為研究人員格外仔細尋找攝護腺癌。這項研究特別之處在於，三十七位男性受試者先前經篩檢都沒有罹癌，而且篩檢不只一次，而是至少三次[7]，每次六針切片結果都呈陰性。換句話說，參與該研究的男性受試者，每人都有十八個以上的陰性切片樣本。儘管如此，研究人員進行了所謂的飽和切片檢查（額外進行三十二或三十八個針式切片檢查），發現其中 14% 有攝護腺癌。

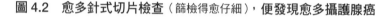

圖 4.2　愈多針式切片檢查（篩檢得愈仔細），便發現愈多攝護腺癌

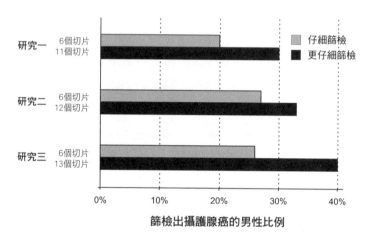

研究一　6個切片　11個切片

研究二　6個切片　12個切片

研究三　6個切片　13個切片

仔細篩檢　更仔細篩檢

0%　10%　20%　30%　40%

篩檢出攝護腺癌的男性比例

另一項仔細篩檢的方式：重新定義異常的 PSA 指數

　　進行更多針式切片是仔細尋找攝護腺癌的方式之一，另一項方式則是藉由降低 PSA 指數的異常門檻，進而增加接受切片的男性人數。正如同六針切片的做法，將是否切片的 PSA 門檻設定在大於 4，也是沒什麼道理可言。但一直到二〇〇四年一篇研究問世後，我們才明白這個門檻設定得多麼隨意。該項研究針對攝護腺癌盛行率，檢測約十萬名健康志願者的 PSA 指數，他們都是沒罹患攝護腺癌的年長男性。研究中，無論 PSA 指數高低，志願者一律接受切片檢查，結果驚為天人：在任何的 PSA 指數區間，都能篩檢出攝護腺癌細胞。

　　當然，研究人員在 PSA 指數大於 4 的組別較可能發現癌細胞——將近 30% 罹患攝護腺癌。但他們在指數較低的組別發現

圖 4.3　不同 PSA 指數男性篩檢出攝護腺癌之比例 [8]

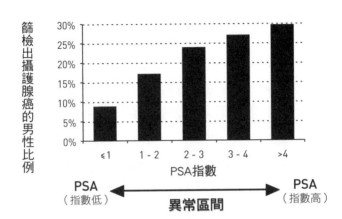

罹癌的比例也差不多——PSA 指數介於 3 和 4 的男性有 27% 罹患攝護腺癌。即使是 PSA 指數介於 2 和 3 的男性中，也檢測得出癌細胞，而令人吃驚的是，指數介於 1 和 2 的組別同樣如此，就連在指數小於 1 的男性中，也有 9% 的人在切片檢查後發現攝護腺癌。

　　PSA 指數愈高代表罹患攝護腺癌的機率也愈高，卻任何指數都無法代表不會罹患攝護腺癌。因此，切片檢查缺乏顯而易見的門檻。但大力提倡 PSA 篩檢的人士看了這些資料後主張，切片檢查的新門檻應該設定在 PSA 指數大於 2.5。

　　別問我該數值從何而來，單純是武斷的決定。但可以確定的是，正是這項決定讓艾薩克接受切片篩檢，進而診斷出攝護腺癌。PSA 指數異常門檻拉低後，接受篩檢的男性就會增加，導致許多人確診攝護腺癌。

　　攝護腺癌盛行率的研究發表、加上 PSA 指數異常門檻降低至 2.5，我得以受邀上美國國家廣播公司（NBC）《今日秀》（Today Show）節目。節目中，我扮演 PSA 門檻調降的反方，而威廉・卡達隆那（William Catalona）則是正方。卡達隆那醫生是 PSA 篩檢的早期推手，儘管發明該篩檢的人不是他，外界卻賦予他「PSA 篩檢之父」的頭銜。他比我年長大約十五歲，無論鏡頭前或鏡頭後，都是彬彬有禮的紳士。但他強烈認為，所有超過四十歲的男性都應該接受 PSA 篩檢，而且即使是多數醫生眼中的極低異常門檻（只要指數呈上升趨勢，2.5 也需要接受篩檢），仍然應該進行切片檢查。我則主張，這樣會讓數以千計（其實是數百萬計）的男性面臨過度診斷的風險，也會導致許多人出現性功能障礙與排尿困難等問題，有些人甚至會因手術而死亡。我認為，我們得把利弊得失告知所有男性，讓他們自己做決定。當天的訪談主持人是麥特・洛爾（Matt Lauer），他恰如其分地給我們各自五分鐘左右的時間，在鏡頭前充分表達各自的論點。

　　訪談後就是另一回事了。洛爾先生立即針對篩檢的時間與方式，請教了卡達隆那醫生的意見。這個舉動告訴了我兩件事：第一、優秀的記者即使對議題有特定看法，依然可能平衡報導。第二、早期發現的傳統思維很有說服力。

　　想要徹底了解這個議題，就得考量受到影響的男性人數。**圖 4.4** 呈現在 PSA 不同門檻下，可能會被診斷出攝護腺癌的六十至六十九歲美國男性人數（攝護腺癌盛行率研究中，多數受試者落在此年齡區間）。一般民眾的 PSA 指數分布資料，取自我個人與其他共同作者的研究。PSA 指數異常門檻改變後，基於盛行率研究結果被診斷出攝護腺癌的男性預料將大幅增加。舉例來說，運用 PSA 指數大於 4 屬於異常的標準，六十至六十九歲的男性將有 5% 需要切片檢查，總共約有六十五萬人[9]。我們知道，PSA 指數大於 4 的男性中，約 30% 會經切片篩檢出攝護腺癌，代表約二十萬名美國男性確診罹癌。若我們改變罹癌標準，將大於 3 的 PSA 指數定義為異常，將會有 13% 的男性篩檢出異常，代表有約四十萬男性確診罹癌。若我們再下修罹癌標準，將大於 2.5 的 PSA 指數定義為異常，就會有約五十萬男性確診罹癌。

　　整體趨勢清楚可見，隱憂也昭然若揭。而罹癌標準要下修到什麼地步？若最終目標是找到更多的攝護腺癌，我們何不乾脆檢查個透徹？別管 PSA 了，也別做針式切片，我們應該直接摘除整個攝護腺，讓病理學家好好尋找癌細胞。當然，這樣太過瘋

圖 4.4　PSA 指數異常門檻降低，如何影響診斷出攝護腺癌的六十至六十九歲男性

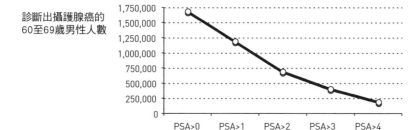

診斷出攝護腺癌的
60至69歲男性人數

不同PSA指數異常定義
〔60至69歲男性歸類為「異常」的比例〕[10]

狂，形同於承擔所有的手術併發症，恐會造成數百萬名男性受害甚至死亡，而一切只是為了尋找攝護腺癌。但想要盡可能找到癌症，除此之外別無他法。

癌症進程的異質性

　　但我們真的應該把盡量找出癌症當成目標嗎？想像一下，假如有種篩檢癌症的方式既免費、安全又無痛。難道我們不會想藉此盡早篩檢出癌症，然後加以治療嗎？我們現在知道，答案是否定的。以往的假設是，所有癌症都會持續地惡化，若不治療癌就會變大、轉移，最後致人於死。但我們逐漸明白，這項假設並不正確。

　　我們對於癌症的思維正在歷經巨大的轉變。我們努力想用篩檢來及早發現癌症，反映出了一項事實：病理學家口中的癌症，涵蓋了不同的細胞異常狀態，各自有著迥異的成長率，有些長得飛快，有些宛如停滯。你沒聽錯，有些癌症完全不會惡化，有些則是終身都不會影響患者的健康。並非所有的癌症都值得重視，這在醫學界是很激進的看法，令人大開眼界的程度，好比十九世紀生物學家首次接觸演化論，或二十世紀初地質學家聽到大陸漂移說。這些一度被視為激進的觀念，多年後成為廣為社會接受的主流見解，只是背後運作的機制當時仍有待發掘（前者是天擇，後者是板塊運動）。

　　不會惡化的癌症聽起來是天方夜譚，但科學家已開始發現抑制癌症進程的生物機制 [11]。有些癌成長速度太快，最後反而缺血壞死；有些癌會被宿主免疫系統發現並成功圍堵；有些癌則原本就非惡性。這些觀察正慢慢翻轉癌症生物學。

　　圖 4.5 簡化地說明了思考癌症進程異質性的一項方式。四個箭頭分別代表四種癌症的成長率，而每個箭頭起點都相同：以異常細胞的樣貌開始成長。

　　成長快速的癌症不久就會引發症狀並致人於死。這類癌症最為可怕。不幸的是，由於這類癌症成長速度太快，加上我們不可能天天都篩檢，使得這類癌症成為篩檢之間的漏網之魚。成長緩慢的癌症也會引發症狀、致人於死，但往往花上許多年的時間。針對這類癌症進行篩檢，理應會帶來最大的效益。多年來，癌症成長的異質性（癌細胞成長的快慢）早已為人所知，主要是因為這對癌症篩檢產生了影響。癌症篩檢是要在臨床前期就發現癌細胞；臨床前期開始於異常細胞成形，結束於患者發覺症狀。篩檢通常能發現許多成長緩慢的癌症，因為有很長一段時間檢查得出

圖 4.5　癌症進程的異質性

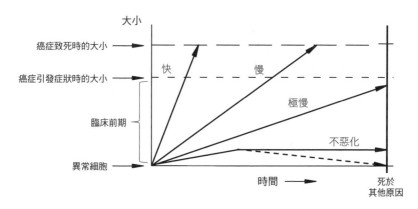

來。至於成長快速的惡性癌症，篩檢出來的機率低上許多，因為症狀出前現只有短時間內檢查得到，但偏偏這類癌症才是我們最想篩檢出的目標。

有些癌症成長得極為緩慢，終身都不會導致健康出問題。更確切來說，這類癌症的成長速度太慢，還沒大到可以引發症狀，宿主就已先死於其他病因，來日不多的人身上尤其如此（例如他們已垂垂老矣，或患有其他疾病危及性命）。年長者身上的攝護腺癌就是最明顯的例子。

不惡化的癌症完全不會成長，因此始終不會造成問題。這些異常細胞固然符合病理上定義的癌症（即在顯微鏡下看起來像癌症），卻絕對不會成長到引發症狀，反而還可能長到一半、萎縮；**圖 4.5** 中虛線箭頭向下便反映了這個走向。

當篩檢出不惡化的癌症或成長極慢的癌症，就會發生過度診斷。這兩類癌症都稱為「偽疾病」——字面上意思即「假的疾病」。由於「疾病」一詞有著遲早會讓人生病的涵義，因此「偽疾病」才適合用來描述這些異常 。這類癌症並不會引發症狀，更不會致死。

癌症篩檢的問題在於無法區分圖中四類癌症，因此我們難以判斷誰被過度診斷。雖然許多人認為藉由癌症基因檢測，可望有助辨認必定會引發症狀或致死的癌症，但該領域尚未發展成熟，得再等上多年才會知道效果如何。因此，確定個人被過度診斷的唯一方式，就是始終不接受治療、也沒出現癌症症狀，最後死於其他原因；但大部分被診斷出癌症的人都會接受治療，所以這樣的情況鮮少發生。

圖 4.6　診斷率快速上升的二種相異走向

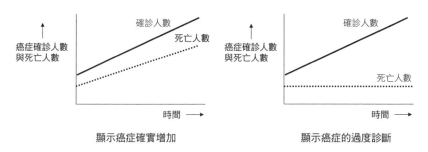

顯示癌症確實增加　　　　　　　　　　顯示癌症的過度診斷

群體中攝護腺癌過度診斷的證據

　　個人是否被過度診斷極難確認，但群體中發生的過度診斷則相對容易判斷。我們推測過度診斷的方式，是比較一段時間的癌症診斷率與癌症致死率。**圖 4.6** 呈現了診斷率快速上升的兩種相異走向──其中一種極可能顯示了過度診斷，另一種則不然。

　　在左圖中，癌症確診人數增加，最糟糕的罹癌結果（死亡）也增加。這顯示確診人數的上升有其意義，反映潛在的重大癌症確實增加（相較於成長緩慢或不會惡化的癌症[12]）。

　　在右圖中，癌症確診人數增加，但癌症致死人數並未上升。這顯示儘管診斷增加，潛在的重大癌症並未出現變化，這就反映了過度診斷──即檢測出成長極慢或不惡化的癌症。

　　有些醫生會針對右圖提出另一項解讀：絕對會影響患者的潛在癌症確實增多，但罹癌病例增加的同時，診斷與治療也在進步，使得癌症致死人數未有變化。雖然不無可能，但這項解讀太過牽強，而且並非最為精簡：必須符合兩項條件（罹癌人數確實上升與醫療進步），而非一項條件（過度診斷）。另外，這項解讀得基於一項大膽的假設：診治進步的速度「剛好等於」癌症增加的速度。若治療技術進步的速度超過罹癌病例上升的速度，死亡率就會下降；若罹癌病例上升的速度超過治療技術進步的速度，死亡率就會下降。死亡率若要保持不變，意味著癌症增加的速度剛好等於治療進步的速度。這實在太過牽強。

現在來考量美國男性中，攝護腺癌的診斷率與致死率。**圖 4.7** 呈現了一九七五年至二〇〇五年，前後共三十年的統計資料（來自美國政府流行病監測及最終結果計畫〔Surveillance, Epidemiology, and End Results Program〕，俗稱 SEER，即美國的癌症登錄資料庫 [13]）。

上面的線代表攝護腺癌診斷率，變化幅度很大；下面的線代表攝護腺癌致死率，相對較無變化。兩相對照後，上面的線看起來較像波動劇烈的股市，而非群體中潛在罹癌人數的指標。實際上，我認識的癌症 研究人員，都不會認為這條曲線顯示攝護腺癌在生物學上的變化，而是反映了醫療實務的改變，尤其是攝護腺癌的診斷相關實務。

從一九七五年到一九八六年，診斷率每年增加約 2%，幾乎完全反映尿道攝護腺刮除術（TURP）使用頻率的增加。該手術是用來治療因攝護腺肥大而排尿困難的男性（稱為良性攝護腺肥大症〔BPH〕），主要是刮除靠近尿道的攝護腺部分組織，以便尿液可以順利排出。隨著愈來愈多男性接受手術，病理學家也拿到愈來愈多攝護腺樣本，供他們在顯微鏡下檢視，結果就是發現更多攝護腺癌。

圖 4.7　美國攝護腺癌新診斷人數與死亡人數（1975 至 2005 年）

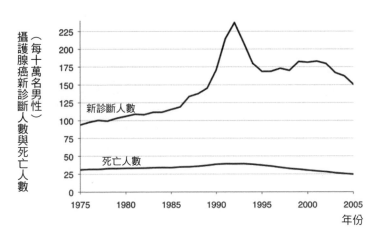

一九八六年後，由於治療 BPH 的藥物陸續問世，使得該手術的使用頻率降低。結果，從一九八六至一九九三年，經由 TURP 檢測出的攝護腺癌數量下降了約 50%[14]。但攝護腺癌診斷率在一九八六年後並未下降，反而大幅上升。從一九八六至一九九二年，隨著 PSA 篩檢問世，攝護腺癌診斷率幾乎倍增。如你所見，PSA 篩檢普及之後，攝護腺癌的診斷在一九九〇至一九九二年間有明顯的成長。

一九九二年後，診斷率逐漸下降，除了因為攝護腺癌潛伏庫逐漸清空，也是因為愈來愈多醫生開始擔心過度診斷，尤其是年長男性身上的過度診斷。但診斷率一直沒回到 PSA 篩檢問世前的水準。一九七五年以後，過度診斷的情形屢見不鮮，可以參考圖 4.8 曲線下方的區域。

假如所有早期發現的癌症都是重大癌症，診斷出癌症的總人

圖 4.8 美國攝護腺癌的過度診斷

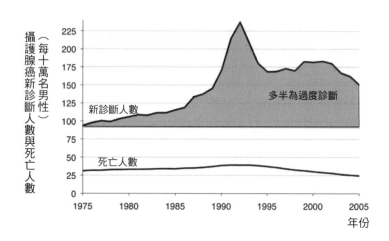

數就不會受到篩檢影響。注定會罹患重度癌症的民眾，篩檢也只是早點發現癌細胞。至於未定期篩檢的民眾，只要癌症惡化到足以引發症狀，終究會被診斷出來。但重度癌者患者人數理應相對固定，診斷總數也理應維持一定水準。

　　但攝護腺癌並非如此。一九七五年以來，出現了許多額外的診斷，大約多出兩百萬名男性被診斷出攝護腺癌。就算想從一九八六年的診斷率開始計算，完全不考慮 TURP 的影響，依然有大約一百三十萬名男性確診[15]。

　　無庸置疑的是，這些男性全都因為確診癌症而焦慮不已，但更大的問題是各種額外的治療。大部分患者都是手術切除或放射治療。攝護腺癌的手術（根除性攝護腺切除手術）目前已知可能會有危害：大約 50% 男性會出現性功能障礙；三分之一的患者會排尿困難；千分之一或二的少數男性術後在醫院死亡。放射療法除了也可能導致陽痿和排尿困難（只是發生頻率較低），還有一項特有的缺點：可能傷害緊臨攝護腺後方的直腸。接受放射療法的男性中，大約 15% 在排便時有「中度或重度問題」，通常是疼痛或急便[16]。被過度診斷的患者完全無法受益於治療，還可能因癌症治療而嚴重受害。這可不是小問題，已有超過一百萬名男性被過度診斷。

因此，美國預防服務工作小組（U.S. Preventive Services Task Force；負責評估篩檢服務的聯邦顧問小組）對於攝護腺癌篩檢一直抱持保留的態度。該小組獨立運作，由基礎醫療與預防的學者專家所組成，專門審視已出版的研究，以對篩檢提出建議。他們表示，根據現有的證據，他們難以評估未滿七十五歲男性攝護腺癌篩檢的利弊。但至於七十五歲以上男性，已有充份證據顯示，過度診斷是很嚴重的問題；他們的結論是不建議篩檢[17]。其實，美國癌症協會（American Cancer Society）最近修改其建議以重申這項要點：「由於攝護腺癌成長緩慢，平均餘命少於十年的男性，又無攝護腺癌症狀，就不應該進行篩檢，因為他們不大可能受益。[18]」

你現在可能對艾薩克的狀況充滿疑問。假如他當時沒做十針切片，只做六針切片，結果會如何？是否就不會被診斷出攝護腺癌了？假如他按照舊標準，等到 PSA 指數破 4 再切片檢查，結果又會如何？晚一點診斷出癌症，是否依然可以治療？或者他的 PSA 指數永遠都不會超過 4，所以永遠都不必切片檢查？沒有人知道這些問題的答案。但你可能會提出一個更大的問題：他當初究竟該不該做 PSA 篩檢呢？

實際上，艾薩克接受切片時，我們並不曉得 PSA 篩檢是否已有助益。所有人都在等待兩大隨機分派試驗的結果。二〇〇九年春天，兩項試驗結果公布，分別來自美國 [19] 與歐洲 [20]，兩者代表著醫學界的龐大研究心力，橫跨將近二十年的研究工作，超過二十五萬名男性參與、投入了數百萬美元的經費。然而，對於篩檢可否救命，依然無法完全確定：歐洲的研究結論是可以，美國的研究卻是不可以。美國的資料反而讓人不禁好奇，減少篩檢是否才能救命。歐洲的研究發現，篩檢讓攝護腺癌死亡率降低20%。以統計學原則來看，這項發現並非偶然，但非常接近偶然。美國的研究則發現，篩檢讓攝護腺癌死亡率增加13%，以統計學原則來看，這項發現實屬偶然，但確實有理由擔心篩檢會導致反效果 [21]。所以儘管兩項研究有超過二十五萬名男性參與，依然無法確定篩檢的效益。

這點帶來一件啟示：就算篩檢真有效益，勢必也微不足道。相較之下，別忘了一九六〇年代，退伍軍人署研究人員只在兩年內追蹤大約一百四十名男性，就得到有力證據顯示治療重度高血壓確實有益。我們姑且做最樂觀的推測，假設歐洲的研究結果沒錯，其中的資料有助我們了解，早期篩檢所拯救的生命與過度診斷之間，需要做出多大的妥協：結果顯示，每避免一名男性死於攝護腺癌，就會有大約五十名男性被過度診斷與接受不必要的治療。有些同事可能會主張，實際人數應該接近三十，有些同事則會主張人數接近一百 [22]。

幸好，美國的攝護腺癌死亡率呈現下降的趨勢——自從 PSA 篩檢開始以來，比例就減少了近30%。但很難得知背後的原因。

跟攝護腺癌篩檢不同的是，攝護腺癌治療在隨機分派試驗[23]中，向來都能明顯降低死亡率。因此，死亡率的下降必定是因為治療的進步，而不能歸功於篩檢。

　　想要精確量化攝護腺癌篩檢的利弊實在不可能。就連篩檢效益是否存在都不確定，遑論拿捏死亡率降低和過度診斷之間的平衡。我相信篩檢有部分效益，但我也知道有大量的過度診斷。從現有資料來看，我覺得最有可能的結論是：每有一名男性因篩檢而避免死於攝護腺癌，就有三十至一百名男性受到過度診斷與無謂治療的傷害。這場賭博我玩不起。但我的看法並不重要，重要的是你做何感想。

　　攝護腺癌篩檢已是癌症過度診斷的最佳代表。我們找到的攝護腺癌數量，顯然跟我們找得多仔細呈正相關：切片愈多，發現愈多；降低需切片的 PSA 門檻，也發現愈多。原因很單純：攝護腺癌潛伏庫十分龐大。而這不僅是理論而已，過去二十年來，我們見證了攝護腺癌確診數量大幅上升。雖然 PSA 篩檢對攝護腺癌死亡率的影響仍引發許多爭論，但篩檢對攝護腺癌診斷率的影響已無庸置疑：篩檢導致超過一百萬名男性被診斷出攝護腺癌，進而接受治療。

　　從我們對攝護腺癌篩檢的經驗，可以清楚得到一項結論：癌症篩檢的目標不能只是發現更多癌症。那未免太容易了。癌症篩檢的真正目標應該更加精細：發現真正重大的癌症。當然，過度診斷並不排除部分男性受益的可能。而我們很可能要做出取捨：

幫助少數男性避免死於攝護腺癌，代價是多數男性都被過度診斷。因此，我們得努力找到平衡點，降低死亡率的同時，也要減少不必要診斷的風險，避免性功能障礙、失禁和慢性腹瀉的問題。目前，就我的觀點來看，我們已失去了平衡。

亞歷桑那大學的理查‧艾伯林教授（Professor Richard J. Ablin）也有同感。他最近在《紐約時報》（*New York Times*）發表一篇專欄文章，標題為「攝護腺篩檢的天大錯誤」[24]。他提到「篩檢的功效跟拋硬幣一樣，全憑運氣」與「無法區分致命與非致命的攝護腺癌」。為何他的看法格外重要呢？他正是發現 PSA 的人。只是他完全沒料到自己的發現，會造成一場「利益導向的公衛災難」。

你也許會想，說不定攝護腺癌篩檢只是特例，但實際上，這也點出了其他癌症早期檢測的問題。

注

1. 本段與下段中所有資料可以於下列網址查詢：http://seer.cancer.gov/ 該網站為美國聯邦政府彙整的全美癌症統計資料。

2. J. E. Montie, D. P. Wood, J. E. Pontes, et al., "Adenocarcinoma of the Prostate in Cystoprostatectomy Specimens Removed for Bladder Cancer," *Cancer* 63 (1989): 381–85. 在這項研究中，病理學家以五公釐為單位來篩檢攝護腺癌，即每個攝護腺採集約十個組織切片（一般攝護腺約五十公釐長）。若改以兩公釐為單位（即二十五個切片），說不定罹癌比例會更高。

3. W. A. Sakr, D. J. Grignon, G. P. Haas, et al., "Age and Racial Distribution of Prostatic Intraepithelial Neoplasia," *European Urology* 30 (1996): 138–44. 在這項研究中，病理學家也針對每個攝護腺檢驗了十到十四個切片。而為

了反映韋恩郡（Wayne County）的族群組成，約六成男性是黑人（比白人更容易死於攝護腺癌）。然而，研究結果呈現的白人／黑人差異很小（每個年齡層都小於六個百分點），因此此處資料綜合了兩者的結果。

4.　此處很容易以為，年長男性有潛在攝護腺癌的比例（就以整數 50% 來看好了）與終身罹患攝護腺癌的風險（3%）之差，剛好是過度診斷的可能比例（50%–3%=47%）。但兩者的比較只是在反映過度診斷的風險之大，並非完全精準的預估值。

5.　攝護腺體積大小不一，此處是以直徑五公分的攝護腺來計算。

6.　在每一項研究中，研究人員先採集較多切片（十一、十二或十三個切片），再將其比較以標準六針切片發現罹癌的男性比例。關於十一針與六針切片比較的附加價值，參考：R. J. Babaian, A. Toi, K. Kamoi, et al., "A Comparative Analysis of Sextant and an Extended 11-core Multisite Directed Biopsy Strategy," *Journal of Urology* 163 (2000): 152–57. 關於十二針與六針切片的比較，參考：G. C. Durkan, N. Sheikh, P. Johnson, et al., "Improving Prostate Cancer Detection with an Extended-core Transrectal Ultrasonography-guided Prostate Biopsy Protocol," *British Journal of Urology International* 89 (2002): 33–39. 關於十三針與六針切片的比較，參考：L. A. Eskew, R. L. Bare, and D. L. McCullough, "Systematic 5 Region Prostate Biopsy Is Superior to Sextant Method for Diagnosing Carcinoma of the Prostate," *Journal of Urology* 157 (1997): 199–202

7.　參考：N. Fleshner and L. Klotz, "Role of 'Saturation Biopsy' in the Detection of Prostate Cancer among Di cult Diagnostic Cases," *Urology* 60 (2002): 93–97

8.　這些比例來自刊登同一份研究結果的兩篇期刊文章。PSA 指數大於 4 的罹癌比例，取自以法路寧膜衣錠減少攝護腺癌實驗中安慰劑組（I. M. Thompson, P. J. Goodman, C. M. Tangen, et al., "The Influence of Finasteride on the Development of Prostate Cancer," *New England Journal of Medicine* 349 (2003): 215–24）PSA 指數 4 以下的罹癌比例，也取自相同實驗的安慰劑組，但刊登於另一則文章中（I. M. Thompson, D. K. Pauler, P. J. Goodman, et al., "Prevalence of Prostate Cancer among Men with a Prostate-Specific Antigen Level <=4.0 ng per Milliliter," *New England Journal of Medicine* 350 (2004): 2239–46）。

9.　一般民眾的 PSA 指數分布資料，取自我個人與其他共同作者的研究，參考：H. G. Welch, L. M. Schwartz, and S. Woloshin, "Prostate-specific Antigen Levels in the United States: Implications of Various Definitions for Abnormal," *Journal of the National Cancer Institute* 97 (2005): 1132–37

10　此圖呈現了六十至六十九歲美國男性，若都在同一時間做篩檢但 PSA 異常門檻不同，被診斷出攝護腺癌的人數估計。宏觀來看，此年齡層約有一千一百萬男性，預估的數字是基於兩點：一是根據異常的不同定義，PSA 指數異常的人數（參考注 9）。二是不同 PSA 指數檢測出攝護腺癌的機率（參考注 8）。

11.　W. J. Mooi and D. S. Peeper, "Oncogene-induced Cell Senescence—Halting on the Road to Cancer," *New England Journal of Medicine* 355 (2006): 1037–46; J. Folkman and R. Kalluri, "Cancer Without Disease," *Nature* 427 (2004): 787; M. Serrano, "Cancer Regression by Senescence," *New England Journal of Medicine* 356 (2007): 1996–97

12.　這個趨勢來自我與同事發表的一種罕見食道癌，參考：H. Pohl and H. G. Welch, "The Role of Overdiagnosis and Reclassification in the Marked Increase of Esophageal Adenocarcinoma Incidence," *Journal of the National Cancer Institute* 97 (2005): 142–46

13　SEER 是美國聯邦政府蒐集並公布癌症發生率、初步治療與存活率的主要管道，資料庫包括康乃迪克州、愛荷華州、新墨西哥州、猶他州、夏威夷與底特律、舊金山、西雅圖普吉灣和亞特蘭大等都會區的癌症登錄資料，總共占美國總人口的一成左右。

14.　R. M. Merrill, E. J. Feuer, J. L. Warren, et al., "Role of Transurethral Resection of the Prostate in Population-based Prostate Cancer Incidence Rates," *American Journal of Epidemiology* 150 (1999): 848–60

15.　H. G. Welch and P. C. Albertsen, "Prostate Cancer Diagnosis and Treatment After the Introduction of Prostate-Specific Antigen Screening: 1986–2005," *Journal of the National Cancer Institute,* August 31, 2009 (Epub)

16.　這些資料取自不同來源。攝護腺切除手術後患者死亡率取自 http://hcupnet.ahrq.gov/（前次存取日期：二〇〇八年九月二十一日）要注意的是，三十日內死亡率會更高。生活品質的資料取自 A. L. Potosky, J. Legler, P. C. Albertsen, et al., "Health Outcomes after Prostatectomy or Radiotherapy for Prostate Cancer: Results from the Prostate Cancer Outcomes Study," *Journal of the National Cancer Institute* 92 (2000): 1582–92 與 M.

G. Sanda, R. L. Dunn, J. Michalski, et al., "Quality of Life and Satisfaction with Outcome among Prostate Cancer Survivors," *New England Journal of Medicine* 358 (2008): 1250–61

17. 這些建議（詳見 http://www.ahrq.gov/clinic/uspstf/uspsprca.htm；前次存取日期：二〇〇八年十月三日）公布後。二〇〇九年，下一部分討論的兩項隨機分派試驗結果才發表。但我不覺得試驗結果會對建議有太大影響——對中年男性來說，篩檢（即使往好處想）依然會是困難的決定；對年長男性來說，篩檢則是極為不利的妥協。

18. 這些建議公布於兩項隨機分派試驗結果發表後，詳見 http://www.cancer.org/docroot/CRI/content/CRI_2_6x_Prostate_Cancer_Early_Detection .asp?sitearea=&level=（前次存取日期：二〇一〇年四月十二日）

19. G. L. Andriole, R. L. Grubb, S. S. Buys, et al., for the PLCO Project Team, "Mortality Results from a Randomized Prostate-Cancer Screening Trial," *New England Journal of Medicine* 360 (2009): 1310–19

20 F. H. Schroder, J. Hugosson, M. J. Roobol, et al., for the ERSPC Investigators, "Screening and Prostate-Cancer Mortality in a Randomized European Study," New England Journal of Medicine 360 (2009): 1320–28

21 想要了解為何篩檢會增加攝護腺癌致死率，就得先知道攝護腺癌死亡人數在隨機篩檢試驗中的計算方式。攝護腺癌死亡人數不只包括轉移攝護腺癌的死亡人數（不大可能因篩檢而增加），還包括攝護腺癌治療後的死亡人數（這導致確診患者變多，很容易因為篩檢而增加）。

22. 我首先假設篩檢確實避免死亡——即我先看歐洲研究，而非美國研究。這些資料顯示，篩檢每避免一人死亡，就多出四十八人確診（我四捨五入至五十人）。有些人會指出，五十可能是高估的數字，因為增加的診斷不代表全都是過度診斷。時間一久，對照組可能會出現「遲來」的癌症。然而，歐洲研究先前公布的報告中，預估篩檢組患者被過度診斷的比例為 48%（參考 G. Draisma, R. Boer, S. J. Otto, et al., "Lead Times and Overdetection due to Prostate-specific Antigen Screening," *Journal of the National Cancer Institute* 95 (2003): 868–78），將此預估值套用於篩檢組的整體發生率 82/1000，就會得到過度診斷率 39/1000，即每避免一人死亡，就會有五十五人遭到過度診斷（等於避免一人死於攝護腺癌所需篩檢人數，乘以過度診斷率所得的積：1410 × 39/1000）。

有些人則會表示，五十其實低估了美國過度診斷的現象，原因有二：首先，該歐洲研究所做篩檢沒有美國來得密集——歐洲研究每四年篩檢一次，美國則是每年篩檢一次，這只會讓過度診斷增加。另外，是否真的降低死亡率仍有疑慮：篩檢效益愈小，避免死亡人數與過度診斷人數的比值愈小（若效益為零，比值趨近於零）。考量到這兩項因素，我的建議是取一個範圍：每有一名男性因篩檢而避免死於攝護腺癌，就有三十至一百名男性因過度診斷和無謂治療而受害。

23. A. Bill-Axelson, L. Holmberg, F. Filén, et al., for the Scandinavian Prostate Cancer Group Study Number 4, "Radical Prostatectomy Versus Watchful Waiting in Localized Prostate Cancer: e Scandinavian Prostate Cancer Group-4 Randomized Trial," *Journal of the National Cancer Institute* 100 (2008): 1144–54; A. V. D'Amico, M. H. Chen, A. A. Renshaw, et al., "Androgen Suppression and Radiation vs. Radiation Alone for Prostate Cancer: A Randomized Trial," *Journal of the American Medical Association* 299 (2008): 289–95; B. Schmitt, C. Bennett, J. Seidenfeld, et al., "Maximal Androgen Blockade for Advanced Prostate Cancer," *Cochrane Database of Systematic Reviews* 2000, issue 2; DOI: 10.1002/14651858.CD001526

24. Richard J. Ablin, "The Great Prostate Mistake," *New York Times*, March 10, 2010; http:// www.nytimes.com/2010/03/10/opinion/10Ablin.html?pa

第五章
我們拚命尋找其他癌症
攝護腺癌只是特例？ 其他癌症都不會出現過度診斷？

　　的確，攝護腺癌有許多特點導致過度診斷的問題。首先，我們一直努力想找出攝護腺癌，可說找得太認真了。第二，唯有面對攝護腺癌時，我們才需要瞎子摸象，被迫在整個器官做系統化切片（而非針對我們看到的異常做切片）。更重要的是，相較於其他一般癌症，攝護腺癌好發於年長男性，其他原因致死的風險最大，因此成長緩慢的癌症可能沒時間引發症狀。

　　有鑑於此，一般人很容易就相信攝護腺癌只是特例。若你也如此相信，只能說你並不孤單，因為我想許多醫生也認為這是事實。但很抱歉，你和他們都錯了。近來研究顯示，癌症篩檢導致的過度診斷很可能相當普遍，而非特例。

　　但在我探討這點前，先讓我表明自己的意思。我並不是說甲狀腺癌、黑色素瘤、乳癌和肺癌不可怕。這些疾病都可能迅速擴散到全身（即轉移）導致死亡。我並不是說，若出現這些癌症的早期徵兆或症狀，你不應該看醫生，正好相反：若你的脖子或胸部有個腫塊不斷變大、身上有痣愈來愈大，或出現新的咳嗽、痰中帶有血絲，當然應該就醫。

問題在於，醫生是否該在你健康良好時找出這些癌症。雖然篩檢看似有利無弊，但也可能造成傷害：導致你被過度診斷、接受不必要的治療。

萊拉面臨的連鎖效應

在第二章中，我介紹過萊拉這位六十五歲、住在紐約的女士，她看過的醫生對骨質疏鬆症的治療都非常積極。你也許還記得，醫生認定她有骨折的風險，因此展開荷爾蒙替代療法，但後來被迫中止；這是因為隨機分派試驗結果公布，顯示該療法會引發血栓和乳癌。接著，她改服用雙磷酸鹽，但後來因食道嚴重發炎而中止。醫生開給她其他藥物，結果她起了疹子、疼痛難耐，只好又停藥。然後她被轉介給一位內分泌科醫生，設法治療她根本沒有的疾患。雖然醫生沒理由擔心甲狀腺癌，卻仍然仔細檢查了萊拉的甲狀腺 [1]。

別忘了，萊拉的健康情況良好，當時甲狀腺也沒出問題。她接受了篩檢，目的只是找疑似癌症的腫塊。有些醫生選擇做，有些醫生選擇不做。但無論原因為何，萊拉看的那位內分泌科醫生替她進行篩檢，結果發現她的頸部裡有個腫塊。許多人也一樣。在一項研究中，發現大約 20% 的一般民眾有可觸摸的甲狀腺結節 [2]。萊拉的醫生讓她去照超音波，結果確定真的有腫塊，還多發現兩個腫塊。我們大部分人都有甲狀腺結節，可由超音波檢測出來，而根據上述研究，一般民眾中這個比例達三分之二。醫生對萊拉進行了針式切片，結果顯示腫塊「可能」是甲狀腺癌。通常，甲狀腺切片檢查結果都很難判讀（意即無法完全確定是否為癌症）。下一步會是切除部分或全部甲狀腺，決定結節是否屬於惡性。但最後一位謹慎的外科醫生，把這一連串診治劃下句點。

甲狀腺癌

他明白鮮少人會死於甲狀腺癌。在美國，每年大約一千六百人死於甲狀腺癌，但卻有三萬七千人確診為甲狀腺癌，超過死亡人數的二十倍。甲狀腺癌死亡人數與診斷人數的落差極大，甚至超越攝護腺癌死亡人數與診斷人數的差距（一比六）。一項可能的解釋是，我們真的超級擅長治療甲狀腺癌（你應該記得攝護腺癌也有類似的情況）；另一項解釋就沒那麼樂觀了：許多確診的甲狀腺癌本來就不需要治療。而不見得要從兩種可能中二選一，兩項解釋都可能部分正確。你也許會想到第三種可能：我們正處於致命癌症大流行的年代，多了一大堆罹患癌症的病人，雖然他們還沒出現症狀或死於癌症，只不過是遲早的事。可是唯有在極端狀況下，才會導致這麼大的落差；舉例來說，核爆可能會造成許多新的癌症病例出現（尤其是白血病），但要好些年才可能出現在死亡統計數字中。你很快就會了解，這項關於甲狀腺癌的解釋根本站不住腳。

凡是甲狀腺癌，我相當肯定主要都是第二項解釋：許多確診的甲狀腺癌其實不需要治療。甲狀腺癌過度診斷的例子不勝枚舉。正如攝護腺癌一樣，未被檢測出來的甲狀腺癌潛伏在一般民眾之中。芬蘭病理學家以系統化方式，檢查了在院死亡年長患者共一百零一個甲狀腺的連續切片，切片方式大約每兩公釐就採集甲狀腺組織樣本（即每個樣本彼此距離兩公釐左右）[3]。結果，他們發現許多癌細胞。接受切片的患者中，超過三分之一有甲狀腺癌。而由於許多癌都小於兩公釐，即切片的寬度，病理學家知道仍有漏網之魚。有鑑於他們發現的小型癌症數量，以及推測漏掉的數量(which was a function of size [4])，研究人員得到一項結論：只要檢查得夠仔細，幾乎所有人都有甲狀腺癌；他們也認為，迷你的甲狀腺癌太過普遍，應該視為正常的發現。

我們才剛開始要探勘這個潛伏庫。雖然鮮少有專家建議篩檢甲狀腺癌（實際上，美國預防服務工作小組〔評估篩檢服務的獨立專家小組〕已在一九九六年建議民眾「不要」做甲狀腺癌篩檢[5]），但醫生仍愈來愈頻繁地尋找頸部硬塊，或 CT 掃描結果意外發現硬塊，隨即指示對頸部做更多超音波檢查（過去十年來增加四倍[6]），也進行更多針式切片。結果不出所料，可參考**圖 5.1**。正如本書中其他全國癌症資料，這些數字都來自 SEER，美國國家癌症研究院的癌症追蹤計畫。該圖清楚顯示，甲狀腺癌的數量出現大幅成長。

然而，甲狀腺癌死亡率卻非常穩定，甚至是 SEER 紀錄中變動最小的癌症死亡率。

圖 5.1 曲線走向看起來應該不陌生：極度疑似過度診斷。而圖表無法呈現的證據是：新診斷多半是小型甲狀腺癌，而且全部都是甲狀腺乳突癌，即最為溫和的類型[7]。

圖 5.1 美國甲狀腺癌新診斷人數與死亡人數（1975 至 2005 年）

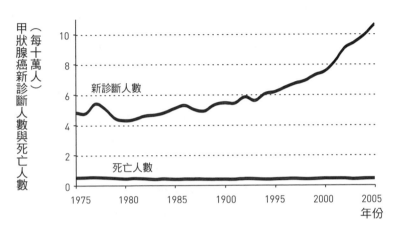

甲狀腺癌的情況比攝護腺癌單純，攝護腺癌死亡率先略微上升、再略微下降。造成過度診斷的篩檢，也可能有助於降低部分死亡率。因此，就攝護腺癌來說，篩檢的優缺點並存。若看甲狀腺癌，篩檢只有缺點可言——過度診斷一大堆，但死亡率不變。更多人會接受治療、開刀切除甲狀腺，而手術可能導致傷害。最重要的是，可能會傷害頸部的迴喉神經（造成聲音沙啞、虛弱和吞嚥困難）或副甲狀腺（擾亂體內鈣的代謝）。另外，甲狀腺遭切除的人得一輩子服藥，以彌補無法分泌甲狀腺素的能力。

以甲狀腺癌篩檢來說，看不出有任何好處。

黑色素瘤

許多皮膚癌都不是黑色素瘤，甚至出現「非黑色素瘤皮膚癌」此一否定詞。非黑色素瘤皮膚癌幾乎不會轉移，也鮮少導致死亡。有些醫生甚至在想，是否應該把它從癌症中除名。非黑色素瘤皮膚癌是最常發生的癌症，卻未列入全美統計資料（像SEER）中，因為兩者對健康的影響較小。

黑色素瘤才是令人聞之色變的皮膚癌，不僅會轉移，也會致死，每年在美國大約奪走八千四百條人命。但跟甲狀腺癌類似的是，黑色素瘤每年確診人數大約十一萬六千人，遠遠超過死亡人數。同樣跟甲狀腺癌類似的是，你看到兩項數字間的巨大落差，就得問問自己：這是因為治療太厲害嗎？還是因為許多診斷出來的黑色素瘤本來就不必治療？（還是哪裡又發生核爆？）

黑色素瘤的潛伏庫巨大。我之所以這麼說，不是因為切片檢查結果，畢竟潛在的黑色素瘤不需要開刀才看得到，而是基於單純的觀察：我們許多人皮膚上都有痣。有些人的痣比較多，但幾乎人人身上都有痣。雖然有些痣轉變為黑色素瘤的機率大上許多，例如大痣不斷增長、邊緣呈不規則，帶著多種顏色，但任何痣都可能變成黑色素瘤。實際上，黑色素瘤不見得是從痣變來的，也可能是原發性瘤。更複雜的是，黑色素瘤有時會在其他器官出現（像是眼睛和腸子）。另外，有時也會跟其他癌症一樣，診斷出轉移性黑色素瘤的患者，並沒有肉眼可見的原發部位。

近年來，社會大眾和主治醫生更加重視黑色素瘤。你也許聽過「黑色素瘤星期一」（Melanoma Mondays）是要鼓勵民眾找醫生檢查皮膚狀況。在一切加乘之下，便造成了讓皮膚科醫生極度頭痛的問題。對他們來說，黑色素瘤是最需要重視的診斷。但幾乎每個人都有可能惡化成黑色素瘤的痣，導致皮膚科醫生的看診人數逐年上升，讓他們愈來愈難服務罹患一般皮膚病的民眾。但皮膚科醫生又不想漏看任何可能致命的黑色素瘤，因此只好做更多切片檢查。

數年前，我和幾位共同作者研究了醫療保險受益人的皮膚切片率[8]，結果發現在十五年（一九八六至二〇〇一年）的研究期間，該群體切片率增加二點五倍（從每十萬人有二千八百四十七個切片，增加到七千二百二十二個切片）。可以預見的是，該群體同一時期的黑色素瘤診斷率增加幅度幾乎相同：二點四倍。我們對黑色素瘤找得更仔細了，也真的找到更多黑色素瘤。**圖5.2**呈現過去三十年來美國整體的情況。

如你所見，與其說是黑色素瘤大流行，不如說是診斷大行其道。再來，雖然你無法從**圖5.2**看到，但其實還有其他證據顯示過度診斷的問題：大部分的新診斷都是既小又薄的黑色素瘤，即最不可能轉移。

持平而論，皮膚科醫生自己也已正視這個問題。十多年前，部分醫生就開始體認到，診斷率的成長並不等於黑色素瘤大流行[9]。但他們陷入了困境。各項外在力量（責任問題、患者考量、經濟誘因）共同促使他們更常進行切片。沒發現黑色素瘤得付出沉重的代價，但過度診斷卻沒有相應的代價。

我們當然不該對患者進行不必要的治療；然而，就黑色素瘤來說，我以往認為治療相對是件小事，通常只是切除大範圍皮膚，手術的傷害較切除甲狀腺、攝護腺或乳房來得少。但某次我提出這項論點時，一位皮膚科醫生表示不以為然。他指出，有時這也算得上大手術（尤其是對臉部動刀時），牽涉植皮和皮瓣。

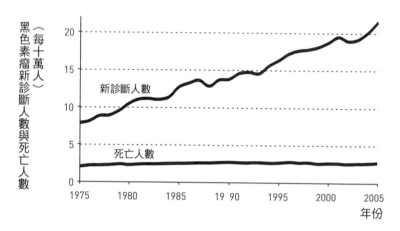

圖 5.2　美國黑色素瘤新診斷人數與死亡人數（1975 至 2005 年）

他也提醒我，術後的追蹤監測，檢查患者是否有其他黑色素瘤，都會讓部分患者極度焦慮。又有一次，我提到過度診斷在黑色素瘤的負面影響較少，一位年輕女子出言反對，說自己被診斷出黑色素瘤，立即對她造成很大的震撼——她沒辦法申請醫療保險。確診癌症屬於既有疾病之一，申請醫療保險難上加難，而二〇一〇年的醫療改革法可望改變此現象。這毋寧是給人一記當頭棒喝：單單是診斷出癌症，就會造成醫療等方面的真正衝擊。

肺癌

從公衛觀點來看，肺癌是最值得重視的癌症，在美國每年奪走十六萬二千條人命，超過乳癌、攝護腺癌、黑色素瘤、甲狀腺癌和大腸癌死亡人數的總和，而每年大約二十萬五千名美國人得到肺癌的診斷。這代表確診的人多半也死於肺癌。我們針對肺癌末期的治療極為糟糕。若要挑個適合篩檢的癌症，肺癌絕對是首選，而且還很容易找到高危險群：吸菸者。

但目前沒有任何大型組織提倡肺癌篩檢，有些甚至不建議進行篩檢。原因很簡單：一九九〇年代期間，共有三項隨機分派試驗顯示，胸部 X 光篩檢並未讓肺癌死亡人數減少 [10]，其中兩項試驗的結果甚至指出，篩檢似乎導致更多人死於肺癌。篩檢組有較多肺癌手術，而手術本身可能造成患者死亡。

而其中一項試驗——梅約肺部研究（Mayo Lung Study）——的長期追蹤顯示，篩檢組的肺癌比例一直偏多 [11]。參與試驗的吸菸者略超過九千名，其中一半每四個月接受一次篩檢（運用胸部 X 光和痰液細胞檢查），另一半則不接受篩檢。長達六年的篩檢期結束時，篩檢組共發現一百四十三例肺癌，對照組則發現八十七例肺癌，相差五十六例。由於這是隨機分派試驗，因此這個差異必定是篩檢的緣故，但這不足以證明篩檢造成過度診斷，差距也可能是因為篩檢讓能引發症狀的癌症診斷提前（換句話說，篩檢組前六年多出的肺癌確診病例，對照組可能要等到第七、第八年或更晚出現）。

接下來五年內，兩組都接受類似的治療，差距稍微縮小，對照組出現十例遲來的肺癌。這些病例注定會在臨床上出現症狀（通常是咳嗽、血痰或肺炎），只是在篩檢組的診斷時間提前了。但接下來十六年的長期追蹤訪查中，對照組沒有再發現遲來的肺癌。因此，篩檢組多出的四十六例肺癌反映了過度診斷。因此，即使是肺癌這個公認最為惡性的癌症，依然可能出現過度診斷。

在超過二十年的追蹤後，經由 X 光／痰液細胞檢查所找出的肺癌中，看起來大約有半數屬於過度診斷。

肺癌的過度診斷比其他癌症更加危險。從梅約肺部研究可看出，幾乎所有被過度診斷的患者都動了手術。而治療肺癌的手術（切除部分肺部）伴隨著極大的死亡風險（遠比切除甲狀腺、一塊皮膚或乳房來得危險）。而通常接受開刀的人（吸菸者），往往最難適應肺部組織減少（肺功能已因為肺氣腫受損）。美國醫療保險的資料顯示，大約 5% 的肺癌患者在術後三十天內死亡。儘管如此，社會大眾對肺癌篩檢的興趣依然濃厚。由於我們已知道 X 光檢查沒有用，因此把希望寄託於更新的技術：螺旋式 CT 掃描。

你想必記得，CT 掃描檢查看得非常仔細。螺旋式 CT 掃描肺部同樣精準。我們現在已知道，雖然螺旋式 CT 掃描有機會發現致命的肺癌，卻也會找到一大堆其他肺癌。實際上，我們有充分的理由認為，這項掃描技術造成的過度診斷會比胸部 X 光還多。

看看**表 5.1** 吸菸者和非吸菸者的人數，表格左半邊顯示的資料，取自一九五六年多爾和希爾發表的報告，他們統計了大約三萬四千位英國男醫生的死亡率[12]。理查・多爾（Sir Richard Doll）和布拉佛・希爾（Sir Bradford Hill）堪稱二十世紀最知名的流行病學家，是病因研究成為一門嚴謹科學的重要推手。不難想見的是，我們無法運用隨機分派試驗，來判斷若曝露在可能有害的物質下，是否真的會引發疾病（想想看，人體試驗審查委員會是否會核准一項計畫，讓受試者隨機分派到吸菸組或非吸菸組）。多爾和希爾是觀察型研究設計（世代追蹤研究、病例對照研究）的先驅，我們如今多都該研究方法調查可能有害的物質。

表 5.1　二種類型的肺癌：致命肺癌，螺旋式 CT 發現的肺癌

	肺癌致死情況		螺旋式 CT 確診的肺癌	
	死亡人數 （五年內每千人）	吸菸者與非吸菸者之比	確診人數 （每一千次掃描）	吸菸者與非吸菸者之比
吸菸者	3.35	17	11.5	1.1
非吸菸者	0.2		10.5	

　　表格右半邊顯示的資料，取自二〇〇一年針對螺旋式 CT 掃描篩檢的研究，總共有超過五千名志願者，有些人吸菸、有些人不吸菸[13]。這項研究計算了吸菸者與非吸菸者的肺癌診斷率。結果顯示，隨著螺旋式 CT 掃描檢查的問世，非吸菸者與吸菸者罹患肺癌的機率相近，好像使用螺旋式 CT 掃描檢查後，吸菸看起來沒以往那麼可怕。

　　當然，這項結論太令人意外了。多爾與希爾五十多年前的資料至今依然適用——無論研究該問題的方式或地點為何，結果都會相同：吸菸者死於肺癌的機率，比非吸菸者多十至三十倍。這讓吸菸成為癌症致死最強而有力的可調整風險因子。螺旋式 CT 掃描技術找到的是截然不同的肺癌，即符合病理學上肺癌標準的微小異常，但注定不會出現症狀或導致死亡。螺旋式 CT 掃描正帶來大量的過度診斷。

　　尋找肺癌太過認真，可能會造成重大問題。只要問問前加拿大總理（任職期間為一九八四至一九九三年）布萊恩・穆爾羅尼（Brian Mulroney）就知道了。他是保守黨黨員，外界有時視他為加拿大的雷根總統。二〇〇五年，他為了定期體檢去看醫生。當時，他的健康情況良好。體檢還包括螺旋式 CT 掃描肺部，結果顯示肺部有兩個小結節，頗為令人憂心。他便接受手術切除結節。之後，他卻罹患了胰臟炎，即罕見的術後併發症。他被迫住進加護病房。一個半月後，他才出院回家休養。又過了一個月，他卻再度住進醫院，因為得開刀拿掉胰臟周圍的囊腫——胰臟炎的併發症。於是，他又在醫院住了一個月[14]。他根本連肺癌都沒有，因為切片結果呈陰性。

他們只是單純健檢而已。

但是，健檢不見得會改善健康。

鮮少出現過度診斷的常見癌症

就子宮頸癌或大腸癌來說，癌症的過度診斷似乎不是大問題。但這不意味著過度診斷就不存在，譬如還有癌前異常的過度診斷。這正是這類癌症格外不同的部分原因：我們的重點是切除癌前異常，而非努力尋找早期癌症。

子宮頸癌

子宮頸癌是第一個促使篩檢普及的癌症——子宮頸抹片檢查早在一九四〇年代就已問世。但抹片檢查愈發普及後，子宮頸癌的確診人數並未上升，反而還大幅下降（診斷率是一九五〇年代

的五分之一 [15]），毋寧是好消息。

更好的消息是，這段時間子宮頸癌的死亡率同樣大幅下降（死亡率是一九五〇年代的五分之一）。至今診斷率與死亡率依然持續下滑，無庸置疑是很棒的事。但我在此要分享關於子宮頸癌篩檢的二個叮嚀。

首先，篩檢固然普遍被視為新診斷與死亡人數下降的主因，但真相可能沒那麼單純。諸如衛生條件改善、性傳染病減少等其他因素，也可能扮演著關鍵的角色。早期診斷之外的因素也可能影響巨大：胃癌的診斷率與死亡率下降幅度更大，但我們從來就沒有相關篩檢，環境的變化足以說明這點。（健康的關係比醫療更大）。

第二，雖然篩檢跟子宮頸侵襲癌的過度診斷無關，但不能就此推斷篩檢跟任何過度診斷（或過度治療）無關。多出的診斷只是非癌症，卻也被貼上癌前標籤：分化不良、原位癌、子宮頸上皮內贅瘤（CIN）、鱗狀上皮內病變（SIL），以及我個人覺得最有意思的意義不明非典型鱗狀細胞（ASCUS）。我們很難知道究竟有多少女性得到這些癌前診斷，但考量到這些異常的檢測率，勢必不下百萬人。實際上，澳洲研究人員預估，接受一般抹片篩檢的普通十五歲女孩，一輩子有超過 75% 的機率需要陰道鏡檢查 [16]（即前述病變的追蹤檢查）。

這對於一個終身死亡率僅 0.2%（千分之二）的癌症來說，癌前過度診斷的情況十分嚴重，進而導致許多的治療：子宮頸冷凍法、雷射治療法、錐狀切除手術（切除子宮頸病灶）和甚至子宮切除手術（切除整個子宮頸和子宮）。錐狀切除手術可能會導致生育問題,而一旦進行子宮切除手術,當然就不可能懷孕了。有鑑於這些壞處,美國婦產科醫師學會(American College of Obstetricians and Gynecologists)最近公布了全新建議,呼籲減少年輕女性的子宮頸篩檢,以及整體篩檢的頻率 [17]。

大腸癌

我們進行大腸癌篩檢已有至少二十年的歷史。但就如同子宮頸癌,大腸癌確診人數並未上升——因此,再度看不出過度診斷的證據。自一九八五年推出大腸癌篩檢以來,新確診人數反而還下降。這也是好消息,特別是大腸癌死亡人數也隨之減少。但相同的兩項叮嚀依然適用。

我推測,篩檢只是部分的原因。我們剛開始推行篩檢時,大腸癌新病例數量便開始下降,但我們發現的大腸癌不增反減。若要把篩檢當成背後的原因,勢必要有發現並切除癌前病變(息肉)的機制。但這項論點站不住腳,因為息肉切除手術到一九九〇年代才變得普遍,而息肉切除手術普遍後,必須得等上數年,才會見到罹癌率下降。所以,我們觀察到的罹癌率下降,若要說是篩檢的功營,理應晚十年左右出現才對。

那想必有更值得慶幸的事:純粹是大腸癌發生率下降了。我們環境的某個部分(譬如飲食)有所改善,這樣就太好了。

第二,篩檢固然跟大腸侵襲癌的過度診斷無關,但主張篩檢至今跟任何過度診斷(或過度治療)都無關,也是不正確的說法。與大腸癌篩檢相關的過度診斷,往往是息肉的診斷。大約三分之一的成人有息肉,這遠比大腸癌來得普遍。大腸癌篩檢確實讓大批民眾開刀切除息肉。一旦發現大腸有息肉，民眾就會更頻繁接受篩檢，導致更多息肉被切除，其中大部分都注定不會惡化成癌症——可以視為癌前過度診斷。

　　癌症過度診斷顯然不限於攝護線癌，而是跟癌症篩檢有關的普遍問題。隨著我們更加認真尋找癌症，不良副作用之一就是，我們比以往發現更多癌症，造成癌症治療驟然增加。一位泌尿科醫生威勒・惠特莫爾（Willet Whitmore）就充分說明了這項難題：「僅可能需要治療，治療必要否？」「若必然需要治療，治療可能否？」[18] 說得白話一點就是：可以早期發現的癌症有治療的必要嗎？惡性癌症的患者有治療的可能嗎？

　　我們現在知道，有些民眾身上潛伏著無害的小型癌症，終身都不會惡化到引發症狀或導致死亡。我們檢查得愈仔細，找到這類癌症的機率就愈大。

　　社會大眾應該明白的是，愈來愈認真尋找癌症並非最安全的方法。那些建議「非積極篩檢」（less aggressive screening；意指篩檢頻率較低，或是較晚開始篩檢，或是特定年齡停止篩檢）的醫生，或是沒有立即要求切片檢查的醫生，可能其實是很不錯的醫生。社會大眾真正得要求（以及參與）的醫學研究，目標應該不是找到愈多癌症愈好，而是要找到真正重大的癌症。

注 ―――――――――――――――――――――――――――

1.　　甲狀腺是位於下頸部的腺體，分泌甲狀腺素，調節細胞新陳代謝。

2. S. Ezzat, D. A. Sarti, D. R. Cain, et al., "Thyroid Incidentalomas: Prevalence by Palpation and Ultrasonography," *Archives of Internal Medicine* 154 (1994): 1838–40

3. 此研究的切片為連續採樣，代表每次院內進行切片，研究人員就會徹底檢查甲狀腺，其中涵義即這些受試者並非經過特別挑選，參考：H. R. Harach, K. O. Franssila, and V. Wasenius, "Occult Papillary Carcinoma of the thyroid: A 'Normal' Finding in Finland. A Systematic Autopsy Study," *Cancer* 56 (1985): 531–38

4. 他們的推論如下：由於每兩公釐進行切片，因此超過此大小的癌絕對會被發現。但一公釐的癌呢？ 有時會在樣本中發現，有時剛好在兩個樣本之間。若每個切片間距兩公釐，那有五成機率會採集到一公釐的癌。較正式的說明為：檢測出小型癌症的機率，等於癌直徑除以切片間（在這個例子中，1mm/2mm = 0.5）。換句話說，他們只找到半數直徑一公釐的癌，但也發現更迷你的癌，有些小到只有 0.2 公釐。這些漏網之魚又有多少？ 套用相同的推論，他們只找到 10%（0.2mm/2mm = 0.1）、漏掉 90%。想了解更詳盡的推論過程（以及說明實驗結果的圖表），參考：H. G. Welch, *Should I Be Tested for Cancer?* (Berkeley: University of California Press, 2004), 79–82

5. 參考：*Guide to Clinical Preventive Services*, second edition, 1996, http://www.ahrq.gov/ clinic/2ndcps/thyrdcan.pdf

6. 美國醫療保險計畫的 B 部分頸部超音波理賠項目中，可見到數量增加(CPT 76536)。（這是我們從一九九一年就在達特茅斯所保存的資料）。

7. L. Davies and H. G. Welch, "The Increasing Incidence of Thyroid Cancer in the United States, 1973–2002," *Journal of the American Medical Association* 295 (2006): 2164–67

8. H. G. Welch, S. Woloshin, and L. M. Schwartz, "Skin Biopsy Rates and Incidence of Melanoma: Population Based Ecological Study," *British Medical Journal* 331 (2005): 481–84

9. 參考：R. A. Swerlick and S. Chen, "The Melanoma Epidemic: More Apparent than Real?" *Mayo Clinic Proceedings* 72 (1997): 559–64; A. Florez and M. Cruces, "Melanoma Epidemic: True or False?" *International Journal of Dermatology* 43 (2004): 405–7; F. C. Beddingfield, "The Melanoma Epidemic: Res Ipsa Loquitur," *Oncologist* 8 (2003): 459–65

10. 參考：W. C. Black, "Lung Cancer," in B. S. Kramer, J. K. Gohagan, and P.

C. Prorok, eds., *Cancer Screening: Theory and Practice* (New York: Marcel Dekker, 1999)

11. P. Marcus, E. Bergstralh, M. Zweig, et al., "Extended Lung Cancer Incidence Follow-up in the Mayo Lung Project and Overdiagnosis," *Journal of the National Cancer Institute* 98 (2006): 748–56

12. R. Doll and A. B. Hill, "Lung Cancer and Other Causes of Death in Relation to Smoking; a Second Report on the Mortality of British Doctors," *British Medical Journal* 2 (1956): 1071–81

13. S. Sone, F. Li, Z. Yang, et al., "Results of Three-year Mass Screening Programme for Lung Cancer Using Mobile Low-dose Spiral Computed Tomography Scanner," *British Journal of Cancer* 84 (2001): 25–32

14. 我是從新聞報導拼湊出這件事的全貌，參考：Irwin Block, "Mulroney Surgery 'Successful,'" *Montreal Gazette*, March 16, 2005 與 Philip Authier, "Mulroney Sent Home to Recover," *Montreal Gazette*, June 25, 2005. 我本來想要向前總理員工確認細節（也想知道是否他自己想接受篩檢，或是否在醫生建議下篩檢），但他們選擇不予回覆。

15. For historical trends see http://seer.cancer.gov/csr/1973_1998/, Table I-3: Summary of Changes in Cancer Incidence and Mortality 1950–1998. SEER doesn't report these anymore (I don't know why), but as you can see in the graph, both cervical cancer incidence and mortality have only declined further since 1998

16. A. M. Kavanagh, G. Santow, and H. Mitchell, "Consequences of Current Patterns of Pap Smear and Colposcopy Use," *Journal of Medical Screening* 3 (1996): 29–34

17. 參考：http://www.acog.org/departments/dept_notice.cfm?recno=20&bulletin=5021

18. W. F. Whitmore Jr., "Consensus Development Conference on the Management of Clinically Localized Prostate Cancer. Overview: Historical and Contemporary," *National Cancer Institute Monographs* 7 (1988): 7–11

第六章
我們拚命尋找乳癌

　　我起初就想把乳癌留到「我們拚命尋找……」這一系列文章的最後討論，乳癌絕對是美國人最耳熟能詳的癌症，除了因為新聞曝光率高，也因為象徵乳癌防治宣導的粉紅色隨處可見。為何要如此努力喚起民眾對乳癌防治的意識呢？原因就在乳房攝影。

　　在進一步說明前，先容我強調診斷式乳房攝影與篩檢式乳房攝影的差別。診斷式乳房攝影是用來評估剛出現乳房腫塊的女性，以乳房 X 光檢查判斷腫塊為何。這就是內人約十年前接受的檢查，當時她覺得乳房出現腫塊，做了診斷式乳房 X 光攝影檢查後，結果是第五級（Class 5），代表腫塊幾乎確定是惡性。她被診斷出乳癌，癌細胞已擴散至淋巴結。我非常擔心，深怕自己無法獨自扶養當時十歲的小女。後來她動了手術、接受化療和放射治療。幸好，她現在沒事了。

　　篩檢式乳房攝影則不同，供沒任何症狀的女性做檢查。我要清楚點明的是，在此擔心的是篩檢式乳房攝影，而非診斷式乳房攝影。

　　學界研究最普遍的癌症篩檢當屬乳癌篩檢；實際上，乳房攝影篩檢在學界受到的重視堪稱超越其他形式的篩檢，目前已有十項隨機分派試驗，每項都有十年的後續追蹤。這些試驗招募的女性眾多，共有超過六十萬人參與。

　　而乳癌篩檢討論所伴隨的爭議，也超越其他的癌症。數十年來，乳房攝影一直都是引發激辯的一大主軸。有些研究同仁因見到爭論不休而卻步，乾脆決定避而不談。確實，乳房攝影向來都是篩檢中的燙手山芋。

　　乳房攝影的爭論如此激烈，卻又有詳盡的學界研究，應該可以得知：乳房攝影的利弊不易拿捏。即使處境相同（即年齡相同、乳癌風險因子相同）的女性，不見得都會選擇篩檢式乳房攝影。這毋寧是項困難的決定，原因之一就是過度診斷。

永無止境的論戰

　　第一項乳房攝影的隨機分派試驗（僅有這次在美國實施）於一九六三年開始，由大紐約醫療保險計畫（Health Insurance Plan of Greater New York）主持，與美國癌症研究院（National Cancer Institute）合作，現在簡稱 HIP 研究。大約六萬二千名女性隨機分派到 HIS 研究的兩組，實驗組除了每年接受乳房攝影，還要接受臨床乳房檢查（通常由外科醫生檢查），對照組則兩者都無，甚至不曉得自己參與的是早期乳癌診斷的研究。可惜的是，這樣的設計代表 HIP 研究無法觀察僅有乳房攝影的效果，只能得到乳房攝影、臨床乳房檢查和提升女性對乳癌早期防治意識的綜合影響。（在一九六○年代，這是非常重要的干預因素）。經過十年追蹤後發現，實驗組內五十歲以上的女性死於乳癌的機率減少30%，四十至五十歲的女性死亡率則未見減少。

根據 HIP 研究結果，美國癌症研究院與美國癌症協會於一九七三年展開全美乳房攝影計畫。儘管缺乏證據證明篩檢對年輕女性的益處，該計畫仍鼓勵三十五歲以上的女性踴躍參與。然而沒過多久，外界便關切起篩檢的輻射劑量，因為已知乳房對輻射十分敏感，而且當時乳房攝影輻射劑量遠高於現在的水準。而外界最擔心的是年輕女性，因為她們參與篩檢的期間最長，因此累積的輻射劑量也會最高。有鑑於此，到了一九七六年，美國癌症研究院與美國癌症協會將未滿五十歲的女性排除在計畫之外[1]。

一九八八年，上述兩個組織修改了他們的立場，改建議超過四十歲的婦女接受篩檢，除了相信乳房攝影硬體設備的進步，大幅降低乳房攝影的輻射劑量，還有美國癌症研究院重新分析 HIP 研究做出結論，表示四十至五十歲的婦女確實會受益於篩檢。但好景不常。一九九二年，一項大型加拿大隨機分派試驗結果出爐[2]。該試驗的設計類似 HIP 研究，反映出計畫主持人參與過 HIP 研究。實驗組同時接受乳房攝影與臨床檢查，對照組則兩者皆無，這項研究不同之處在於僅觀察四十到四十九歲的女性，最後得到驚人的結果：篩檢並未降低乳癌的死亡率。

到了一九九二年底，十項乳房攝影隨機分派試驗中，已有九項完成並刊載於醫學文獻上。沒有任何一項研究（包括那項加拿大的研究）顯示乳房攝影降低了年輕女性的死亡率。部分學者再度做出結論，乳癌篩檢應該在五十歲以後再開始，但依然有學者對此存疑，指出參與試驗的年輕女性人數有限，無法就此排除篩檢效益。一九九三年二月，美國癌症協會再度在指引中支持年輕女性的乳癌篩檢。

三週後，美國癌症研究院召開一場國際工作坊，發表各項隨機試驗的摘要[3]。該工作坊的目的是評估現有知識」決定哪些議題需要更多研究，並非對乳房攝影提出建議，而最後的結論是：現有科學證據顯示，篩檢對五十歲以上女性有益，但對四十到五十歲的女性無益。與會者也坦承，乳房攝影帶來了某些不良影響：雖然他們只提到偽陽性反應和不必要切片的危害，但一位參與工作坊的同事說，他們也討論了過度診斷的問題。

一九九七年，乳癌篩檢的爭議大幅升溫。為了消弭相關紛爭，美國癌症研究院院長召集了一支專門小組，十三位成員都是公正的醫療專家和消費者倡議人士，設法檢視所有資料，以期對美國女性乳癌篩檢達成共識[4]。這是美國國家衛生研究院（癌症研究院也隸屬於旗下）行之有年的做法，專門用來解決困難的問題，過去已籌組過超過一百個類似的共識小組。該專門小組的結論是，支持四十歲到五十歲女性接受乳房攝影的資料效力不足，無法確定乳房攝影是否能避免死亡乳癌，但可以確定的是，即使能拯救人命，也僅少數人獲益：篩檢十年下來，這個比例不到千分之一。該專門小組對乳房攝影的危害倒是較為明確：大約三分之一的女性，至少有一次篩檢呈偽陽性反應，而許多女性會被診斷出乳癌（進而接受治療），但其實她們是過度診斷的受害者。對她們來說，很難說篩檢有任何效益。因此，該專門小組最後認為，針對四十歲至五十歲的女性，難以支持也無法反對乳癌篩檢，應該留給每個人自行選擇。

這項結論引起嘩然。一位乳房攝影放射師表示，該專門小組是讓美國婦女等死。另一位放射師聲稱該報告欺騙民眾，說五十歲不會有奇蹟出現（這點沒錯）。美國癌症研究院院長表示，自己對於結果也「深感震驚」，這讓許多人納悶：若他當初知道有正確答案，何必還要召集專門小組？向來大力支持婦女醫療議題的美國衛生研究院前院長伯娜汀‧希利（Bernadine Healy）接受《紐約時報》訪問時說，她「對於一群所謂專家質疑早期檢測的觀念，感到非常憂心」，但也坦承自己尚未讀過報告[5]。

政治人物的作為也好不到哪去。賓州共和黨參議員亞倫‧斯貝克特（Arlen Specter）就傳喚專門小組主席，出席參議院撥款委員會的「勞動、衛生暨公眾服務等相關部會小組」（Senate Appropriations Subcommittee on Labor, Health and Human Services, and Related Agencies）特別聽證會，替篩檢的建議提出辯護。參議院還通過不具約束力的決議，支持四十到五十歲女性接受乳房攝影。所有參議員都深怕選錯邊——表決結果是九十八票同意、零票不同意。美國癌症研究院院長在龐大的政治壓力下，要求底下的諮詢委員會審查專門小組的建議。起初該委員會予以婉拒，不願干預行之有年的做法，但終究以十七票同意、一票反對，表決支持所有四十到五十歲女性接受乳房攝影。

十二年後的二〇〇九年，再度發生類似的爭議：美國預防服務工作小組公布了結論，建議女性滿五十歲再開始乳癌篩檢，不必早在四十歲就篩檢[6]。只是公布的時機太不湊巧。雖然工作小組的成員是布希（George W. Bush；俗稱小布希）政府任命，而且在前一年就已達成結論，但在研究結果公布當下，歐巴馬政府正好在推動醫療改革，導致小組提出的建議與更大的議題（控制醫療成本）被混為一談。儘管工作小組成員明確表示，成本並非篩檢建議的考量因素，反對陣營仍把該結論抹成限縮醫療資源的開端，以及迎接「生死判官小組」（death panels）來到美麗新世界的前奏曲。

時任美國衛生部部長賽白琳（Kathleen Sebelius）迅速劃清歐巴馬政府與該小組之間的界線，參眾兩院分別匆匆舉辦了聽證會，決定預防服務工作小組未來的存廢。值得注意的是，支持該小組建議的不乏提倡婦女健康的各大團體，像是乳癌防治行動協會（Breast Cancer Action）、全美乳癌聯盟（National Breast Cancer Coalition）與全美婦女健康網絡（National Women's Health Network）。但乳房攝影依然是塊燙手山芋，許多政治人物、政策制定專家和醫生擺明碰都不想碰，寧願打出安全牌，也就是反對女性滿五十歲篩檢乳癌的建議。

篩檢的利與弊

當然，從公衛觀點來看，乳癌是非常值得重視的癌症，甚至可以說是不吸菸女性最需要擔心的重大癌症，畢竟對她們來說，乳癌是死亡風險最大的癌症（至於吸菸者，不論性別為何，目前死亡風險最大的癌症都是肺癌）。乳癌每年奪走四萬名美國女性的生命，因此篩檢確實值得仔細考量。但每年大約有二十五萬名女性確診乳癌，相當於死亡人數的六倍。雖然診斷人數與死亡人數的差距沒有甲狀腺癌或黑色素瘤來得誇張，但是應該會讓人思考過度診斷的可能。

　　想要真正了解這場論仗，就得知道乳房攝影真正的好處與壞處，然而知易行難。雖然乳房攝影確實有其效益，但部分坊間常見的說法並非事實。儘管許多人清楚乳房攝影某些顯而易見的缺點，最重要的危害卻少有人知。我的看法是，篩檢的好處向來受到整個體制給誇大，壞處卻遭到刻意淡化或隱瞞。另外一項殘酷的事實是，縱然醫學界投注大量心力、也有眾多女性參與研究，這些大型隨機分派試驗依然沒有明確的答案。

乳房攝影的真正效益

　　根據所有的研究資料，美國預防服務工作小組估計，乳房攝影的效益是讓乳癌死亡率減少 15% [7]。由於比例多少有些不精確（加上四捨五入的數字比較漂亮），因此在此我會採用比較樂觀的數字：死亡率減少 20%。假如所有女性注定會死於乳癌，這當然代表篩檢有極大的效益──我們只要篩檢五人，就能避免一人死亡。但想也知道，大部分女性都不是必定會死於乳癌，所以乳房攝影其實幫不上忙。

　　這個情況類似異常區間與治療效益的關係：輕度異常的患者接受治療的效益，低於重度異常的患者。就篩檢來說，應該考量的是風險區間：特定疾病的低風險群接受篩檢的效益，低於高風險群。因此，沒有人會主張要男性接受乳房攝影（確實也有男性死於乳癌，只是極為罕見）。

除了少數相對不常見的基因突變外，目前最重要的乳癌風險因子是女性的年齡。因此，若要了解乳房攝影的效益，是將年齡當成應變數，如**表 6.1** 所示：

表 6.1　乳房攝影效益 [8]

年齡	一千名女性接受篩檢連續十年後	
	受益人數 （避免死於乳癌）	未受益人數
40	0.5	999.5
45	0.7	999.3
50	1.0	999.0
55	1.4	998.6
60	1.7	998.3
65	2.0	998.0
70	2.3	997.7

這個表格凸顯了二項事實：首先，絕大多數的女性不會受益於乳房攝影。舉例來說，大約得有二千名女性接受篩檢連續十年，才會有一名女性受益。原因很簡單：大部分女性注定不會罹患乳癌；少數罹患乳癌的女性中，無論確診方式為何，超過三分之二治療情況良好 [9]。因此，注定死於乳癌的女性人數也就更少，而乳房攝影只能拯救其中 20% 的女性。

另一項鮮明的事實是，乳房攝影的效益固然隨著年齡增加，卻無法依據效益強度劃分出適合篩檢的年齡：增加幅度穩定，並沒有驟升趨勢。其中部分是人為現象，也就是假定各年齡層死亡率降幅相似。乳房攝影對四十至五十歲女性較無效益的主張，是基於幾項理由：此年齡層的女性乳房密度較高（所以較難檢測到癌細胞），而少數罹患乳癌的年輕女性，體內癌細胞通常成長快速（這就不容易篩檢出來，因為可能在篩檢空窗期出現）。但即使四十到五十歲受益於乳房攝影的女性人數略為下滑[10]，乳房攝影的決定很可能跟年齡較無關，而是取決於個人偏好，也就是個人對於篩檢利弊的取捨。

乳房攝影效益的迷思

　　經常有人問我坊間謠傳的乳房攝影三大優點：病灶較不易轉移、較不需要積極治療、令人感到安心。遺憾的是，在實際檢視證據後，這些「優點」不是極為有限，就是並不存在。

　　一般認為，乳房攝影除了減少乳癌死亡風險，也可以降低罹患轉移性乳癌的機率。所謂轉移性乳癌，指的是癌細胞擴散到肺臟、骨頭、腦部和肝臟等其他器官。前述的隨機分派試驗都沒特別處理這個問題。不幸的是，罹患轉移性乳癌與死於乳癌差不多是一樣的結果。換句話說，罹患轉移性乳癌的女性幾乎都會死於乳癌（SEER 資料顯示比例大約有九成）。因此，轉移性乳癌減少的病例數量，多半已一併計算在減少的乳癌死亡人數中。但依然有少數轉移性乳癌也許能預防，這些女性最後不會死於乳癌。這一丁點的篩檢好處，已充分納入我四捨五入過的比例中，即死亡率降低 20%，而非原本的 15%。所以，不妨將**表 6.1** 視為同時涵蓋避免死於乳癌與轉移性乳癌的雙重效益。

另外，常常有人以為多虧有乳房攝影，女性得以避免過於積極的治療，其中的想法很直觀：乳房攝影在女性出現腫塊或症狀前就檢測到癌症。由於這些癌細胞發現得早，因此較容易治療，應該較少人接受乳房切除手術。雖然對個人來說可能如此，但隨機試驗顯示，乳房攝影帶來的整體效果恰恰相反：造成了乳房切除手術比例上升了大約 20% [11]。原因在於，乳房攝影不但增加了乳房侵襲癌的人數，也增加了發現乳房內散布微小癌細胞的人數，而建議的處置都是乳房切除。

但我至今最常被問到的問題是：「你為什麼不多談談乳房攝影結果正常的好處呢？它最重要的價值就是讓人安心啊。」對我來說，安心的意思是得知自己沒有乳癌，未來也不會罹患乳癌。老實說，我認為我們誇大了一般乳房攝影所能消除的疑慮。

理想狀況下，乳房攝影的結果正常理應非常可靠。然而，乳房攝影卻漏掉大約四分之一會在來年出現的癌症 [12]。原因有二：第一，影像（或判讀影像的放射師）並未發現癌細胞；第二，癌細胞在篩檢後不久才出現。不幸的是，第二項原因通常代表罹患更易致命的乳癌，因為這意味著癌細胞成長快速 [13]。因此，這一次乳房攝影結果正常並不代表來年不會罹患乳癌，只是有望在下一次做乳房攝影之前，降低四分之三的風險。

過了那段期間，正常的結果可以消除罹癌疑慮嗎？遺憾的是，恐怕不行。今年乳房攝影結果正常，難以當成隔年的檢查預測參考。實際上，大部分乳房攝影發現的乳癌，前一年的檢測結果也都正常。新墨西哥州（該州的癌症統計資料極為完整，也是SEER 最早的登記資料庫之一）長期追蹤超過二十一萬五千名女性，她們歷年的乳房攝影結果都是正常。追蹤研究的結果顯示，這些女性未來七年的罹癌風險幾乎無異於一般同齡女性[14]。因此，篩檢結果正常也許多少能消除疑慮，知道下次乳房攝影前較不易診斷出乳癌，卻無法從中得到太多其他資訊。若女性從此感到安心，多半只是假象。

　　我在想，所謂安心的感覺，其實絕大部分是鬆一口氣（至少現在自己沒有罹癌）。當然，可能罹癌的恐懼源自篩檢本身：起初必須對乳癌心懷恐懼，篩檢沒問題後才有可能鬆一口氣。我認為，女性對於乳癌的部分恐懼（說不定大部分的恐懼）都肇因於篩檢。不妨想像一下，假如叫一群人接受檢查，先說有些人會無法通過，最後通過的人就會鬆一口氣。但若一開始就不要宣傳或進行檢查，就沒有鬆一口氣的必要了。檢查一定有其他的理由才對。接受乳房攝影的理由，就是要避免死於乳癌，這才是篩檢的效益。

乳房攝影的缺點

　　無論是自己罹癌、認識罹癌的親友或擔心有一天會罹癌，乳癌是許多人生活的一部分。這少部分反映了乳癌的普遍，但大部分反映的是乳房攝影的使用。想要鼓勵女性接受乳房攝影篩檢，就得喚起她們對乳癌防治的意識，而最有效的策略就是引起恐慌。在美國，女性一直被灌輸的觀念是不篩檢會危害健康，以及

「只要篩檢，不要冒險」。美國癌症協會一則舊廣告甚至暗示，放棄篩檢的婦女不夠聰明：「不做乳房攝影的女人，要檢查的可不只有乳房而已。」說來諷刺，乳房攝影的第一項不良副作用，就是各種宣導造成女性更加焦慮。

再來則是篩檢過程的危害。雖然許多女性能夠承受乳房攝影的過程中必須壓扁乳房的疼痛，但也有許多女性覺得很不舒服，甚至有些人感到劇痛。另外，乳房攝影結果太常被判讀為異常。這個問題在美國格外嚴重；根據估計，接受乳房攝影連續十年下來，將近半數女性至少有一次的 X 光片被判讀為異常 [15]。有些女性會立即得到再照幾張片子的建議，有些要得六個月後的複檢，有些會安排切片檢查，有些則會接受沒完沒了的檢查，只因為照出來的結果令人憂心。所有人都會擔心自己罹患乳癌，但絕大多數其實都沒有乳癌。

這就是偽陽性結果的問題：乳房攝影是陽性（即判讀為異常），卻沒有發現癌細胞，因而呈現偽陽性，形同虛驚一場。少數針對這項主題的研究顯示，大部分女性都會接受這項缺點。但撰寫本章時，我剛好訪談到一位準員工，她說自己正是基於這項理由而不再做乳房攝影。她有次乳房攝影結果堪憂，因而接了了更多檢查，最後還做疼痛（還損及外觀）的切片手術。她很清楚乳房攝影的優點，但也親身體驗過一大缺點，最後決定兩者皆可拋，不再接受篩檢式乳房攝影。

乳房攝影還有一項較少人提到的缺點：儘管提前了乳癌確診時間，卻對長期的結果沒有影響。乳房攝影檢測到的乳癌可以分成三類：一、臨床上重大的乳癌，早期發現的治癒率較高（乳房攝影的優點）；二、過度診斷的乳癌（稍後我會探討）；三、臨床上重大的乳癌，早期發現無關乎治癒率。其實，大部分——比例超過 90%（由乳房攝影檢測出的癌症屬於最後兩類）[16]。最後一類的乳癌患者，無論是（症狀出現後）臨床檢測或篩檢診斷發現，可能最後終究會痊癒，或可能終究會死於乳癌。這類乳房攝影的影響很直觀：女性得知自己有乳癌後，就提早接受治療。她們並沒有受益於早期檢測，反而在還年輕時就成了乳癌患者。

　　加拿大國家乳癌研究計畫（Canadian National Breast Cancer Study）副主任就很慶幸自己沒成為其中一員。她在六十九歲時因為乳房不舒服，找了一位外科醫生看診。藉由診斷式乳房攝影檢查出明顯的腫瘤，手術後確診乳癌，而且還是初期，並無擴散的跡象，各方面來看她都能恢復健康。該外科醫生檢視了她過去乳房攝影的片子，當時確實已有乳癌，只是體積較小。先前的篩檢並未漏看，她當時已做六個月的追蹤檢查，腫瘤並未長大。值得注意的是，這些篩檢的片子是九年前拍的，所以她六十歲就可能已是乳癌患者了，最後得到同樣的結果；她很高興診斷延後了九年[17]。

乳房攝影與過度診斷

　　對乳癌的高度焦慮、虛驚一場、過早讓人成為患者，都是篩檢式乳房攝影的缺點。但至少從個人觀點來看，最大的危害莫過於過度診斷。如今你也曉得，過度診斷的先決條件就是疾病潛伏庫（尚未檢測出來但用精密儀器仍有可能測得到的異常或疾病）

的存在。

根據七項切片研究（對象是超過一千名身故女性），未曾罹患乳癌且死因並非乳癌的女性中，仍有介於 2% 至 40% 在檢查中出現乳癌的病理證據 [18]。的確，2% 至 40% 是很大的區間，之所以會這般浮動有幾項原因。不同研究針對的是不同女性群體，尤其是不同年齡層的女性。正如多數癌症，乳癌好發於年長者。另外，不同研究參與的病理學家也不同，他們判斷癌症的門檻也不盡相同（微小的異常尤其如此）。最後，不同研究的仔細程度也有差異（部分研究檢查得格外仔細）。有些研究人員針對每個乳房都檢查了超過兩百個切片樣本，有些研究人員則檢查不到十個切片樣本。

然而，無論這些資料如何變動，都顯示了部分女性雖有乳癌卻終身不會發現，除非我們刻意認真尋找。現今已出現強而有力的證據，可佐證乳房攝影逐漸找到這類乳癌。

歐洲國家（包括丹麥、義大利、挪威、瑞典和英國）於一九八〇與一九九〇年代實施的篩檢式乳房攝影，已證實與達篩檢年齡（歐洲通常是五十歲以上）女性確診乳癌人數大幅上升相關 [19]。這些篩檢計畫都是由各國政府推動，篩檢對象都有接受官方醫療補助。因此，從研究的觀點來看，她們有一項值得仿效的共同特色：乳房攝影有很明確的開始日期，大部分女性在此之前不會接受篩檢。

假如沒有過度診斷，診斷出乳癌的人數就不會受到篩檢影響。篩檢開始實施以後，可預見乳癌病例上升（部分民眾確實可以藉由篩檢，發現本來會在日後出現的癌細胞）[20]，但若真的沒有過度診斷，就會因日後篩檢出的數量下降而抵消。換句話說，若所有早期篩檢發現的乳癌終究都會於臨床顯現（一般是女性發覺乳房出現腫塊之後就醫評估），日後臨床發現的乳癌病例數應該會下降。達到篩檢年齡的女性罹患乳癌，本來就會被檢測出來並加以治療，因此隨著女性年齡增加、停止篩檢，減少的病例應該相當明顯（在歐洲，通常是六十五至七十歲左右）；歐洲各國普遍都沒出現病例減少的情況。

　　圖 **6.1** 呈現的就是我的重點。圖中顯示了英國的資料 [21]。虛線是整體趨勢，反映乳房攝影實施前預估的乳癌發生率。下方實線呈現五十至六十四歲女性（也就是即接受篩檢的年齡層）實際罹癌狀況。篩檢實施不久後，乳癌發生率就開始驟升，符合原本預期。出乎意料的是，乳癌發生率持續上升；現今英國五十

圖 6.1　英國乳癌發生率

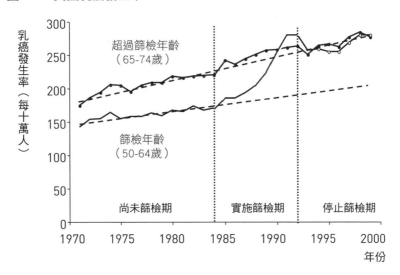

至六十四歲女性的乳癌發生率，幾乎等於未做篩檢的六十五至七十四歲女性。

乳癌發生率的增加，並不能證明過度診斷的存在，仍可能只是此年齡層進行的篩檢，將原本六十五至七十五歲才會出現的乳癌提前確診而已。但若如此，超過篩檢年齡的組別乳癌發生率應該會下滑；如你所見，六十五至七十五歲女性的乳癌發生率，並未受到篩檢的影響。

這正是過度診斷的有力證據，讓許多歐洲的篩檢專家憂心不已。顯而易見的是，部分由乳房攝影發現的乳癌，並不會發展到臨床上檢查得到的地步，很高的比例甚至出現退化的跡象 [22]。

美國的情況較為混沌不明。我們從未推動全國篩檢計畫，即使決定實施，也缺乏單一醫療體系可以同時納入符合資格的女性。所以在美國，乳癌篩檢沒有明顯開始的時間點，乳房攝影的使用反而在一九七〇與一九八〇年代趨緩。**圖 6.2** 呈現其對乳癌檢測的影響，數據都取自 SEER 資料庫。

圖 6.2 中，一九七四年的乳癌診斷數量驟升，其中的背景值得玩味。你可能已注意到，這張圖的起始年份比第五章的圖提早兩年，也就是始於一九七三年而非一九七五年。一般來說，SEER 的資料最早是一九七五年開始蒐集，但 SEER 計畫其實在一九七三年就已展開。我知道一九七四年診斷數量異常增加，因此回頭申請一九七三和一九七四年的資料，才發現那年的驟升代表了貝蒂・福特效應（Betty Ford effect）。

我就讀華盛頓大學公衛學院時，才曉得何謂貝蒂・福特效應。一九七四年，貝蒂・福特確診罹患乳癌，幾週前她的另一半

圖 6.2　美國乳癌新診斷人數與死亡人數（1973 至 2005 年）

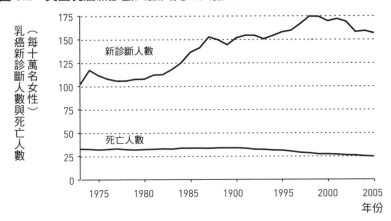

傑拉爾德・福特（Gerald Rudolph Ford, Jr.）才當選美國總統（兩
週後，副總統夫人哈皮・洛克斐勒〔Happy Rockfeller〕也確診罹
患乳癌）。福特夫人對於此事非常坦然。在她確診之前，社會上
很少公開討論乳癌，但她的病況受到媒體大幅報導，堪稱首位高
知名度公眾人物跟大眾分享她抗癌的歷程，並且公開呼籲女性接
受早期乳癌檢測。

　　福特夫人罹癌引發的社會關注，大大裨益美國癌症研究院與
美國癌症協會共同贊助的乳癌篩檢計畫，讓原本不見起色的招募
宣傳出現轉機。簡單來說，一九七四年，許多從未做過乳房攝影
的女性首次接受篩檢，乳癌診斷率隨即飆升。貝蒂・福特效應是
一記當頭棒喝：我們愈仔細尋找癌症，就找到愈多癌症。

　　現在，我們從宏觀角度探討。隨著乳房攝影於一九七〇與
一九八〇年代問世，乳癌診斷率大約增加 50%，部分可能反映
潛在乳癌數量確實有所改變，這攸關了生育年齡延後、荷爾蒙替

代療法日益普遍等風險因子增加。但大多數研究人員解讀該現象時，都坦承乳房攝影本身的影響重大[23]（同樣地，近年乳房攝影使用頻率減少，加上荷爾蒙替代療法退燒，也許可以說明為何二〇〇〇年後新診斷人數於近年下降）。

還有其他證據可以反映過度診斷，只是你無法在**圖 6.2** 中看到：這些新的診斷中，許多都是乳管原位癌（DCIS）。乳管原位癌是極小的乳癌，不同於乳房侵襲癌的是，尚未擴散到乳腺導管以外。實際上，唯一能診斷出乳管原位癌的方式，就是進行乳房攝影。有些醫生認為，乳管原位癌經常會發展成侵襲癌，有些醫生則認為這種情況很少發生，還引用資料佐證其成為侵襲癌的比例不到三分之一[24]。儘管如此，臨床現實是我們把乳管原位癌與乳房侵襲癌一視同仁，進行同樣積極的治療。

前述針對乳房攝影的十項大型隨機分派試驗中，只有一項提及尋找乳管原位癌的附加價值。它是第二項加拿大研究，參與的女性年齡介於五十至五十九歲。對照組成員每年接受臨床乳房檢查；這項年度臨床檢查非常仔細，一切標準化、費時（每名患者五至十五分鐘），並且通常由受過相關專業訓練的護士，陪同受試女性進行。實驗組成員每年接受同樣的臨床檢查，外加做乳房攝影。因此，此處真正試驗的是，乳房攝影的附加價值是否超越臨床檢查；換句話說，檢測難以觸診的異常有無附加價值。兩組的乳癌死亡率並無差異。對我來說，加拿大研究帶來一項重要的啟示：找到無法觸診出來的乳癌，例如乳管原位癌，並無明顯價值。

但務必要了解的是，過度診斷不只是跟乳管原位癌的診斷有關，乳房侵襲癌也會出現過度診斷。幾年前，兩位挪威研究人員找上我，他們發展出一項巧妙的研究設計來調查過度診斷[25]。他們比較了兩組住在同一個挪威地區五十五至六十四歲的女性，分別進行連續六年的實驗。其中一組共有十萬九千七百八十四人，追蹤時間為一九九二至一九九七年，而這六年結束前，幾乎所有女性都接受了一次篩檢（全國篩檢計畫於一九九六年展開）。這一組是對照組。第二組共有十一萬九千四百七十二人，追蹤時間為一九九六至二〇〇一年，所有成員可以選擇每兩年做一次乳房攝影（全國篩檢計畫的一環），總計三次，而幾乎所有人都選擇了篩檢。這一組是篩檢組。

　　研究人員預料，無論是最後或期間檢測出來，對照組和篩檢組罹患乳房侵襲癌的人數應該差不多。**圖 6.3** 呈現了真實的情況：定期篩檢的女性得到侵襲癌的比例高出 22%：篩檢組是十

圖 6.3　定期篩檢對乳房侵襲癌診斷人數的影響

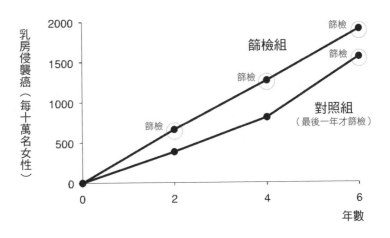

萬分之一千九百零九，對照組是十萬分之一千五百六十四。雖然這項研究不是隨機分派試驗，但參與的女性背景都極為類似，唯一不同之處在於，對照組只在六年快結束前篩檢過一次，篩檢組六年共篩檢了三次。挪威研究人員做出結論（我的看法相同）這顯示六年間乳房攝影所找到的侵襲癌，本來就會在最後一次篩檢前消失。換句話說，部分乳房侵襲癌似乎會逐漸退化。

　　無論是乳管原位癌或乳房侵襲癌的過度診斷，都是乳房攝影真正會造成的危害。被過度診斷的女性會接受乳癌治療。而做過乳房攝影的女性所動的手術數量，超過沒做乳房攝影的女性，主因就是過度診斷。但回頭再研究**圖 6.2**，還可以看到過度診斷以外的資訊。乳癌死亡人數呈現下降的走勢——自從一九九〇年以來，就下滑了 25%。這是很棒的消息。根據隨機分派試驗，我們都知道這個趨勢多半反映了乳癌治療的進步，尤其是泰莫西芬（Tamoxifen）等類似的抗雌激素藥物，經實驗可以讓乳癌死亡率下降 30%。但部分可能也反映了早期檢測的效果，尤其以乳房攝影為主的篩檢。乳癌篩檢得付出代價：乳房攝影降低乳癌死亡率，卻同時會造成過度診斷。

　　由於過度診斷無法直接證實，因此很難精確推算出發生率。另外，隨著不同放射師定義異常與癌症的門檻，過度診斷的數量絕對會浮動。唯一提供長期追蹤觀察的隨機試驗發現，篩檢發現的乳癌中，四分之一是過度診斷。別忘了，其餘三分之一即使等到臨床上發現，依然可以受到良好的治療；但部分乳癌患者會大大受惠，就此避免死於乳癌。針對乳房攝影效益與過度診斷如何拿捏，我們盡力推估後得到的區間頗大：每避免一名女性死於乳癌，就有二到十名女性遭到過度診斷 [26]。

　　過度診斷的問題在於過度治療。乳房攝影導致更多女性接受腫瘤局部切除手術、乳房切除手術、放射治療和化學治療，也讓英國皇家全科醫學院（Royal College of General Practitioners）院長依歐娜・希斯（Iona Heath）「開心婉拒」篩檢邀請。她了解早期檢測的用意，也很清楚乳癌的可怕，更親眼看過女性死於乳癌。但她也知道，乳房攝影改變既成事實的效用很小，而且過程中真的有所危害。

　　以下是她摘要《考科藍文獻回顧》（Cochrane Reviews，全名 Cochrane Database of Systematic Reviews〔CDSR〕，歸檔於考科蘭圖書館〔Cochrane Library〕）的內容：

　　「經過檢視證據後發現，連續十年受邀篩檢的女性中，每篩檢兩千人就可以避免一人死於乳癌，但同時有十名健康女性被過度診斷出乳癌，料將導致六人接受腫瘤切除手術、四人接受乳房切除手術，還有兩百名女性恐承受嚴重心理傷害，因為在進一步檢查乳房攝影發現的異常時，往往會引發焦慮反應。」

　　她擔心的是，自己掌握了相關資訊才決定不做乳房攝影，但患者卻難以獲得這類資訊。

━━━

　　若是不吸菸的女性，乳癌是最需要重視的癌症。乳房的新腫塊應該要用診斷式乳房攝影加以檢查。乳癌患者的恢復狀況多半良好（幸好內人也是如此），但仍有少數患者不幸死亡。有鑑於此，篩檢確實是降低乳癌死亡風險的方法，但篩檢同時，也會提升過度診斷的風險。

　　想要針對篩檢式乳房攝影理性論述向來困難。許多癌症研究圈的學者擔心，民眾無法面對篩檢利弊參半的事實，也深怕公布的資訊讓民眾對篩檢卻步。這也許能說明，為何七個歐洲國家由政府推動的乳房攝影篩檢計畫，都沒在患者說明手冊提及過度診斷[27]。但隱瞞過度診斷一事，只會讓問題更加嚴重。假如社會大眾不知道過度診斷的問題，各股力量更是共同讓問題惡化。放射師會更仔細地看影像，病理學家也會更仔細地看切片樣本——兩者都怕漏掉癌症，而非過度診斷。醫學期刊也都反射性地主張，看得愈仔細的檢查愈好，新聞媒體也是一樣。

　　當然，其他癌症篩檢也會有這類憂慮。幸好，攝護腺癌的篩檢經驗似乎正在改變癌症研究圈。過去最為大力推動篩檢的組織，莫過於美國癌症協會。但他們目前的醫療主任經常表達對癌症篩檢過度診斷的擔憂，對象包括醫生和民眾。美國疾病管制與預防中心（Centers for Disease Control and Prevention）也在攝護腺癌篩檢決策指引中，正視過度診斷的問題。而美國癌症研究院的癌症綜合資料庫（Physician Data Query），也告知醫療專業人員與患者關於篩檢的過度診斷問題。我審慎但樂觀地相信，針對乳房攝影將有更加持平的討論。

　　假設這項評估正確，我在想我們也許能再做一次隨機分派試驗。我認為，若我們願意不那麼仔細做乳癌篩檢，就能減輕過度診斷的問題（以及降低虛驚一場的可能性），但同時保有死亡率降低的好處。第二項加拿大研究告訴我們，篩檢式乳房攝影與嚴謹又標準化的理學檢查比起來，並沒有格外明顯的效益。但現實

就是目前在美國，將相對少數的乳房攝影放射師之作業程序予以
標準化，遠比將所有醫生的觸診方式標準化來得簡單許多（更別
提他們先得有時間觸診才行）。因此，我希望未來有項試驗能比
較當前乳房攝影與較為保守的檢查：唯有檢測到的異常可於觸診
時發現（譬如大於一公分）[28]，才斷定乳房攝影結果疑似乳癌（再
進行切片採樣）。

　　癌症篩檢（在健康民眾身上刻意尋找早期癌細胞）造成許多
過度診斷。但有時我們並未刻意尋找，卻意外發現了癌症。

注

1.　參考："The Politics of Mammography Screening: A History" in *Healthfacts*, June 1992; http:// ndarticles.com/p/articles/mi_m0815/is_n157_v17/ai_13217094/

2.　參考：A. B. Miller, C. J. Baines, T. To, et al., "Canadian National Breast Screening Study: 1. Breast Cancer Detection and Death Rates among Women Aged 40 to 49 Years," *Canadian Medical Association Journal* 147 (1992): 1459–76

3.　參考：S. W. Fletcher, W. Black, R. Harris, et al., "Report of the International Workshop on Screening for Breast Cancer," *Journal of the National Cancer Institute* 85 (1993): 1644–56

4.　雖然我記得此事大部分的細節，仍然要感謝 Suzanne Fletcher 記錄下來，參考：S. W. Fletcher, "Whither Scientific Deliberation in Health Policy Recommendations? Alice in the Wonderland of Breast Cancer Screening," *New England Journal of Medicine* 336 (1997): 1180–83

5.　參考：Gina Kolata, "Stand on Mammograms Greeted by Outrage," *New York Times*, January 28, 1997

6.　參考：Gina Kolata, "Panel Urges Mammograms at 50, Not 40," *New York Times*, November 16, 2009; Gina Kolata, "Mammogram Debate Took Group by Surprise," *New York Times*, November 20, 2009; Kevin Sack,

"Screening Debate Reveals Culture Clash in Medicine," *New York Times,* November 20, 2009; and Barbara Ehrenreich, "We Need a New Women's Health Movement," *Los Angeles Times*, December 2, 2009

7. H. D. Nelson, K. Tyne, A. Naik, et al., "Screening for Breast Cancer: An Update for the U.S. Preventive Services Task Force," *Annals of Internal Medicine* 151 (2009): 727–37

8. 這些資料來自美國衛生統計數據中心（National Center for Health Statistics）的死因公開檔案。我運用的是目前乳癌十年內死亡率，並假定其已反映乳房攝影效益（換句話說，我假定所有美國女性都接受篩檢）藉由將觀察到的比例增加 25%，便可推估沒有乳房攝影的死亡率（至於為何是 25% 而非 20%，別忘了相對的變化並非完全對稱：100 減少 20% 是 80，但 80 要增加 25% 才能回到 100）。預期比例與觀察比例的差異，就是減少的死亡率。整體研究方法參考：S. Woloshin, L. M. Schwartz, and H. G. Welch, "The Risk of Death by Age, Sex, and Smoking Status in the United States: Putting Health Risks in Context," *Journal of the National Cancer Institute* 100 (2008): 845–53

9. 最簡單的理解方式，就是謹記診斷出乳癌的人數，遠遠超過死於乳癌的人數。乳癌發生率目前大約是十萬分之一百二十五，乳癌死亡率則大約為十萬分之二十五。假定死亡率也考量乳房攝影的效益（也就是和前面一樣，所有美國女性都已接受篩檢），那沒做乳房攝影的死亡率增加 25%，即十萬分之三十一；換句話說，每診斷出一百二十五人，大約三十一人死亡，九十四人存活，顯示不論有無篩檢，大約 75%（94/125）的女性治療情況良好。但我們假設部分發生率代表乳房攝影導致的過度診斷，並且採用較高的預估值（30%），這意味著沒做篩檢的乳癌發生率依然有十萬分之九十六，即每診斷出九十六人，大約三十一人死亡，六十五人存活。換句話說，即使是最保守的假設，仍然有三分之二的女性，不論有無篩檢，治療情況都很良好。

10. 最近一次的隨機分派試驗（年齡試驗，招募共十六萬名四十歲的女性）確實顯示略小的效益：每一千人中，大約 0.4 人受益。雖然研究規模很大，但結果在統計上並不顯著，意即可能是單純的機率，參考：S. M. Moss, H. Cuckle, A. Evans, et al., "Effect of Mammographic Screening from Age 40 Years on Breast Cancer Mortality at 10 Years' Follow-up: A Randomised Controlled Trial," *Lancet* 368 (2006): 2053–60

11. P. C. Gøtzsche and M. Nielsen, "Screening for Breast Cancer with Mammography," *Cochrane Database of Systematic Reviews* 2009, issue 4, art. no.: CD001877, table 1.15

12. 參考：Fletcher et al., "Report of the International Workshop."

13. Y. Shen, Y. Yang, L. Y. Inoue, et al., "Role of Detection Method in Predicting Breast Cancer Survival: Analysis of Randomized Screening Trials," *Journal of the National Cancer Institute* 97 (2005): 1195–1203

14. 關於乳房攝影結果正常後，罹患乳房侵襲癌的長期風險，參考：E. L. Ashbeck, R. D. Rosenberg, P. M. Stauber, et al., "Benign Breast Biopsy Diagnosis and Subsequent Risk of Breast Cancer," *Cancer Epidemiology, Biomarkers and Prevention* 16 (2007): 467–72. 研究顯示，風險跟一般 SEER 群體幾乎相同（這個結果相當值得注意，因為新墨西哥的乳癌風險是所有 SEER 地區中最低）。

15. J. G. Elmore, M. B. Barton, V. M. Moceri, et al., "Ten-year Risk of False Positive Screening Mammograms and Clinical Breast Examinations," *New England Journal of Medicine* 338 (1998): 1089–96

16. 我的估算基礎是美國有 60% 的乳癌病例是由乳房攝影診斷出來，參考：N. Breen, K. R. Yabroff, and H. I. Meissner, "What Proportion of Breast Cancers Are Detected by Mammography in the United States?" *Cancer Detection and Prevention* 31 (2007): 220–24. SEER 資料顯示，五十歲女性十年內罹患乳癌的風險為千分之二十四。若以上面 60% 的比例來換算，代表由乳房攝影確診的比例為千分之十四；由於每千人篩檢就可減少一人死亡，剩下十三人就屬於另外兩類，所以由乳房攝影檢測出的乳癌病例中，十四分之十三（超過九成）不是代表過度診斷就是代表早期診斷但不影響預後。

17. C. J. Baines, "Rethinking Breast Screening—Again," *British Medical Journal* 331 (2005): 1031

18. 這些資料來自七項切片研究。其中四項研究對象是院內死亡但未曾罹患乳癌的女性，先前切片檢查時都有意外診斷的案例；另外三項研究的是法醫解剖對象——法醫相驗的連續死亡案件（即有他殺可能），參考：H. G. Welch and W. C. Black, "Using Autopsy Series to Estimate the Disease 'Reservoir' for Ductal Carcinoma in Situ of the Breast: How Much More Breast Cancer Can We Find?" *Annals of Internal Medicine* 127 (1997):

1023-28

19. 參考：P. H. Zahl, "Overdiagnosis of Breast Cancer in Denmark," *British Journal of Cancer* 90 (2004): 1686; E. Paci, J. Warwick, P. Falini, et al., "Overdiagnosis in Screening: Is the Increase in Breast Cancer Incidence Rates a Cause for Concern?" *Journal of Medical Screening* 11 (2004): 23–27; P. H. Zahl, B. H. Strand, and J. Mæhlen, "Breast Cancer Incidence in Norway and Sweden during Introduction of Nation-wide Screening: Prospective Cohort Study," *British Medical Journal* 328 (2004): 921–24; IARC Handbooks of Cancer Prevention, vol. 7: *Breast Cancer Screening* (Lyon, France: International Agency for Research on Cancer Press, 2002), 147

20. 這是因為針對未篩檢過的群體進行篩檢，檢測的是所謂的盛行癌症，也就是臨床上尚未出現的癌症。想要了解這點，先假定所有乳癌都會惡化到引起症狀或致死，即沒有過度診斷。現在，再假定乳房攝影通常讓乳癌診斷時程提早兩年（稱為前導期），然後展開全國篩檢計畫，整整有兩年的潛伏乳癌陸續會被檢測出來。即使沒有過度診斷，乳癌發生率也必定會暫時上升。這樣篩檢也才能發揮效益（否則不可能早期發現）。

21 K. J. Jørgensen and P. C. Gøtzsche, "Overdiagnosis in Publicly Organised Mammography Screening Programmes: Systematic Review of Incidence Trends," *British Medical Journal* 339 (2009): b2587

22. P. H. Zahl, J. Mæhlen, and H. G. Welch, "The Natural History of Invasive Breast Cancers Detected by Screening Mammography," *Archives of Internal Medicine* 168 (2008): 2311–16

23. 想要了解研究人員的想法，參考：S. E. King and D. Schottenfeld, "The 'Epidemic' of Breast Cancer in the U.S.—Determining the Factors," *Oncology* 10 (1996): 453–62; J. M. Liff, J. F. Sung, W. H. Chow, et al., "Does Increased Detection Account for the Rising Incidence of Breast Cancer?" *American Journal of Public Health* 81 (1991): 462–65; L. Garfinkel, C. C. Boring, and C. W. Heath Jr., "Changing Trends. An Overview of Breast Cancer Incidence and Mortality," *Cancer* 74 (1994): 222–27; M. S. Simon, D. Lemanne, A. G. Schwartz, et al., "Recent Trends in the Incidence of In Situ and Invasive Breast Cancer in the Detroit Metropolitan Area (1975–1988)," *Cancer* 71 (1993): 769–74

24. 這個比例取自 D. Page, W. Dupont, L. Rogers, et al., "Continued Local Re-

currence of Carcinoma 15–25 Years after a Diagnosis of Low-grade Ductal Carcinoma In Situ of the Breast Treated Only by Biopsy," Cancer 76 (1995): 1197–2000. 但根據我與 Dr. Black 檢視了切片研究以及其他論文後(參考 V. L. Ernster, J. Barclay, K. Kerlikowske, et al., "Incidence of and Treatment for Ductal Carcinoma In Situ of the Breast," *Journal of the American Medical Association* 275 (1996): 913–18)這個比例明顯已是高估了。

25.　P. H. Zahl et al., "Natural History."

26.　參考：S. Zackrisson, I. Andersson, L. Janzon, et al., "Rate of Over-diagnosis of Breast Cancer 15 Years after End of Malmö Mammographic Screening Trial: Follow-up Study," *British Medical Journal* 332 (2006): 689–92; and P. Gøtzsche, O. Hartling, M. Nielsen, et al., "Breast Screening: The Facts— or Maybe Not," *British Medical Journal* 338 (2009): b86

27.　K. Jørgensen and P. Gøtzsche, "Content of Invitations for Publicly Funded Screening Mammography," *British Medical Journal* 332 (2006): 538–41

28.　H. G. Welch, S. Woloshin, and L. M. Schwartz, "The Sea of Uncertainty Surrounding Ductal Carcinoma In Situ—the Price of Screening Mammography," *Journal of the National Cancer Institute* 100 (2008): 228–29

第七章
可能是癌症的偶發瘤

　　大約十五年前，我的一位病人貝克先生因為聲音沙啞打電話來。確實如此——我在電話中幾乎認不出他的聲音。我問他那陣子有沒有生病，他沒有覺得不舒服，只有沙啞這件事很困擾他。我問他這個狀況持續多久了，聽到他回答大概六個禮拜，我不禁擔心了起來。沙啞持續過久，又缺乏其他症狀，不大可能是喉頭炎或其他上呼吸道感染。貝克先生三年前已戒菸，但他有好長一段時間都是老菸槍。考量到這兩項事實，我擔心可能是聲帶癌，甚至是肺癌。肺癌通常與胸部中間的淋巴結有關。聲帶的神經其實是從大腦繞下來，抵達這些淋巴結附近，再往上延伸到聲帶。若淋巴結因為癌細胞而腫大，就可能壓迫到神經，進而癱瘓聲帶，導致聲音沙啞。

　　我服務的白河口鎮退伍軍人事務部附設醫院有不少優點，其中之一就是醫生的橫向聯繫很容易，像是走廊另一頭剛好就是耳鼻喉科醫生的辦公室。我跟貝克先生說完電話後，立即走到他的辦公室，告知我病人的問題，詢問是否能檢查他的聲帶。他也認為應該動手術，便跟貝克先生約了診。幾天後，他檢查了貝克先生的聲帶，發現一塊小腫瘤，決定切片送去檢查，確診為聲帶癌，但仍屬初期，尚未擴散到頸部，而且大部分都在切片時拿掉了。貝克先生聲音沙啞的毛病幾乎立刻消失了。他接受了短暫的放射治療，醫生說若喉嚨又沙啞就要回診。整件事本來就此結束，只不過有人在過程中要他照胸部 X 光。

好，有些醫生可能會主張，貝克先生本來就該照胸部 X 光，畢竟還有肺癌的可能。我就會反駁，既然已發現讓貝克先生聲音沙啞的癌症，就不需要繼續找另一個癌症了。但一切都太遲了。貝克先生的肺部看起來沒問題，但放射師卻表示他的縱膈（左右肺之間的胸部中央位置）疑似變寬，因為這可能代表有另一個癌症，所以放射師建議他做胸部 CT 掃描。

貝克先生的胸部 CT 掃描結果正常，放射師判斷縱膈沒有問題，胸部 X 光結果只是誤會一場。但 CT 掃描連胸部以下都照到了，因為肺臟在背部懸垂得更低，所以胸部 CT 都要照到腹部上半，才能掃描到整個肺葉。因此，CT 還掃描到貝克先生的肝臟、胃臟和腎臟等器官，結果發現右腎有個高爾夫球大小的腫塊，幾乎可以確定是癌症。這實在出乎意料：患者原本自訴聲音沙啞，最後卻診斷出腎臟癌。

多年來，我在一些醫生聚會上都說過這個故事，每次都得到哄堂大笑的反應，但這並不代表醫生冷血無情或幸災樂禍。而是反映他們對整件事的荒謬有多熟悉——我們都經歷過類似的診斷連鎖反應，不經意地發現跟本來問題毫不相關的異常；我們也都很清楚接下來決定要怎麼辦的困境。

　　你可能還記得，我曾做過一個小型實驗，自己雖然沒有症狀，仍照了鼻竇Ｘ光片，沒現到發現鼻竇炎。但即使有症狀的患者，也會有出乎意料的發現，因為那些異常跟症狀毫無關係。最普通的意外發現是掃描出小結節，患者得知自己的肝臟、肺臟或腎臟出現一個「黑點」。這類結節雖然疑似癌症，但幾乎很少真的是癌症。因此，放射師都稱之為偶發瘤（incidentalomas；另譯為偶見瘤。字根 incidental 表示少量的、輕微的、偶然的，字尾 -omas 表示腫瘤或成長）。

　　想想以下的例子：

- 一名女性癲癇發作後做了腦部 MRI 掃描，結果發現鼻竇有個囊腫，這跟原本的癲癇完全沒有關係。
- 一名男性在冰上摔倒後做了肋骨Ｘ光檢查，結果發現肺臟有個黑點，這跟原本的摔倒完全沒有關係。
- 一名女性因為呼吸困難做了肺部 CT 掃描，結果發現肝臟有個結節，這跟呼吸困難完全沒有關係。

　　CT 和 MRI 掃描常常會有意外的發現。有時我們用 CT 檢查腹部，卻在胸部發現東西；有時我們用 CT 檢查胸部，卻在腹部發現東西。這些發現對患者來說固然是意外，但對醫生來說其實司空見慣。

　　我們會遇到這麼多意外其實有個原因：CT 掃描會顯示身體構造的極小細節。CT 掃描是由一連串人體橫切面Ｘ光片所組成，掃描的切面距離短到僅有一公釐，用於檢查患者該部分的身體（一般 CT 會照出五十至一百五十個切面，但放射師不見得會全部都檢查）。電腦彙整這些影像後，再投射至大型顯示器上，讓放射師可以放大特定區域，調整亮度和對比以凸顯特定器官。他們看到的異常可能僅有一到二公釐（相當於原子筆筆尖）。

CT 掃描確實幫我們認識了許多患者身體的毛病，讓我們看見闌尾炎、腦內出血、胰臟發炎、癌細胞是否擴散到身體其他部位。但就如同所有的診斷技術，CT 掃描也可能呈現太多細節、檢測到太多意外發現，讓負責判讀的醫生應接不暇。

偶發瘤（偶見瘤）

最常見的偶發瘤多半出現在肺部。以胸部 CT 掃描檢查到小型肺部結節的機率來說，非吸菸者大約 15%，吸菸者則高達50% [1]。這些結節絕大多數都不會變成癌症，其他常見於肝臟、腎臟、甲狀腺和腎上腺的偶發瘤也不會。但這些偶發瘤確實會帶來問題。我有位很熟的放射師同事威廉・布萊克（William Black），經常思考這項問題。根據他的估計，每一萬次 CT 掃描檢查中，至少有一千次會發現這類偶發瘤 [2]。大部分的偶發瘤都不會發展成癌症，但仍有一兩個會惡化。我們該怎麼辦呢？即使五個偶發瘤最後具有臨床意義，依然有九百九十五名被過度診斷的患者。我們不知道患者屬於哪一類，也不知道是否幫得了罹癌的那五名患者。我們也許及時發現了致命的癌症，因而救了他們一命，也許一切只是枉然。

　　放射師發現了偶發瘤，應該告知民眾嗎？應該叫民眾回來做追蹤掃描嗎？這正是部分專業組織的建議[3]。但這勢必會造成許多民眾不必要的憂慮，也導致有些人接受不必要的侵入性診斷檢查或手術。我們也不曉得，找到偶發瘤是否真的幫得上忙。

　　我有位大學與醫學院時期的同學是外科醫生，必須決定是否應該針對偶發瘤切片。他最近寫信給我，提到自己時常對此掙扎不已。

　　　一個月有兩次左右，我得評估剛做完 CT 掃描的病人身上某些症狀；在橫切面造影問世前，這類症狀單純只要觀察就好，最後通常不會發生任何事。病人往往是年輕女性，身體健康但被意外發現肝臟有病灶。這些病人來到我的辦公室，多半已做好其他檢查。你也看了放射師的報告──「肝臟有不明病灶，不排除是癌細胞轉移或原發惡性腫瘤。建議 MRI 檢查」。當然，MRI 結果完全沒釐清狀況，徒增五百到一千美元的醫療花費。

　　　然後這些病人來找我，我還得安慰他們說，檢查的發現不是癌症。那肝細胞線瘤呢？雖然它不是癌症，但可能會變成癌症。所以，我們當然得指示做後續的檢查。畢竟，要是沒追蹤年輕女性體內的潛在惡性病灶，還得替自己辯解。假設我們做了肝臟切片（想也知道，結果通常模稜兩可），很難說是不是癌症；風險就是造成病人出血，甚至出血過多死亡。又或者我們再做四、五次 CT 掃描，種種檢查都會增加女性與卵子暴露在輻射下的風險，更別提過程中人們內心必須承受的痛苦。

愈來愈多醫生必須面臨類似的掙扎。我們讓這些意外發現給困住了，自覺有義務加以評估，儘管我們擔心這樣並非完全為對方著想。我們知道這些發現會導致不必要的憂慮，徒增醫療體系許多成本。我們也知道這會導致更多侵入性檢查，最糟可能造成死亡等真正危害。無論這類情況有多罕見，確實有機會發生。實際上，為了評估偶發瘤做肝臟切片而導致的死亡率（千分之一至千分之二[4]），與偶發瘤本身是致命癌症的機率屬於相同量級。

我們何以知道大部分偶發瘤並非癌症

最近有位記者問我，醫生怎麼知道大部分的偶發瘤代表過度診斷。這個問題問得好。最基本的判斷標準是，我們知道放射檢查照出的異常數量（即偶發瘤潛伏庫〔reservoir of incidentalomas〕），遠高於真正死於偶發瘤的人數，因此可以推論，異常（譬如結節）發展成致病癌症的機率極低。實際上，我們可以運用源自十七世紀的精算推論[5]，開始量化此風險的上限。若特定疾病死亡人數維持不變，而檢查出異常的民眾死於該疾病的或然率，跟這些異常的發生率呈反比。假設人口中有10%死於某種癌症（代稱為癌症X），而10%有疑似X癌症的偶發瘤，那完全可以合理推測，只要有偶發瘤的人因此過世：

$$\frac{10\%死於癌症\ X}{10\%檢查出疑似癌症\ X的偶發瘤} = \frac{10\%}{10\%} = 100\%\ 可能死於偶發瘤$$

現在，假設我們找到了更多偶發瘤，即死於 X 癌症的人口比例依然是 10%，但檢查出疑似 X 癌症的偶發瘤比例來到50%。突然間，有偶發瘤的民眾不見得因此過世：

$$\frac{10\%死於癌症 X}{50\%檢查出疑似癌症的偶發瘤 X} = \frac{10\%}{50\%} = 20\% \text{ 可能死於偶發瘤}$$

基於這項推論，**表 7.1** 針對五十歲的民眾，整理出不同偶發瘤導致的十年間癌症最高死亡率[6]。

表 7.1　一般五十歲民眾偶發瘤是致命癌症的機率[7]

器官	CT 掃描檢查出偶發瘤的比例 (a)	十年間癌症死亡率 (b)	偶發瘤是致命癌症的機率 (c=b/a)	偶發瘤不是致命癌症的機率 (d=1-c)
肺臟（吸菸者）	50%	1.8%	3.6%	96.4%
肺臟（非吸菸者）	15%	0.1%	0.7%	99.3%
腎臟	23%	0.05%	0.2%	99.8%
肝臟	15%	0.08%	0.5%	99.5%
甲狀腺（超音波）	67%	0.005%	<0.01%	>99.99%

除了吸菸者肺部的結節外，僅不到 1% 的偶發瘤是致命癌症。因此，99% 以上的機率不需要治療。

當然，這些都只是預估值，尤其是第二欄中偶發瘤的比例，會隨著群體不同而有差異。這些資料多半取自一項研究，共有超過一千位民眾參與，他們選擇接受全身 CT 檢查 [8]。不同群體會有不同的結果，尤其是年齡層分布大的群體（年紀愈大，偶發瘤愈普遍，死亡風險也愈大）。由於我們檢查得愈仔細，就會發現愈多異常，這些資料也會因為放射師判讀仔細程度而不同。

第三欄代表十年間的死亡風險，取自美國死亡率統計資料，反映一般美國民眾的情況（差別在於將吸菸者與非吸菸者區別開來）[9]。有些人可能會問，若把觀察期拉長到十年以上，偶發瘤是否可能會導致死亡。但即使你用二十年的時間來算，這些偶發瘤轉移成致命癌症的機率依然不到 2%（同樣地，唯一例外是有肺部結節的吸菸者）。你可能會合理懷疑，為何**表 7.1** 呈現十年間偶發瘤惡化成致命癌症的最高比例，這是因為計算的前提是，所有致命癌症在十年前都是肉眼可見的偶發瘤，但這顯然不可能，因為時間一久可能會有其他異常出現、最終導致患者死亡，進而降低特定偶發瘤成為致命癌症的機率 [10]。所以這些數字都只是預估值，但可以讓你稍微了解放射師與我們發現偶發瘤時，其實面對著相當重大的問題。

貝克先生的後續檢查

我跟幾位醫生討論過貝克先生腎臟的偶發瘤。與大部分癌症不同的是，我們有時並不會針對腎臟癌進行切片，因為造影結果通常就能提供必要資訊。根據我們掃描貝克先生得到的影像，泌尿科醫生很肯定要切除腎臟。但放射師（和我）抱持保留的態度。

當時是一九九〇年代，醫學文獻剛出現一些報告，指出腎臟癌潛伏庫龐大。我們也擔心，由於貝克先生另一顆腎臟偏小，因此更可能無法單靠一顆腎臟維持健康。

我向貝克先生表達自己的為難。最後，我們沒有選擇切除腎臟這個大手術（伴隨的死亡率是 2%[12]），而是選擇繼續觀察偶發瘤。這在當時絕對不是標準做法。老實說，這對貝克先生來說是比較輕鬆的決定，對我和沃洛辛醫生（我休假那年由他負責追蹤）就不大輕鬆了。我們每六個月會針對他的腎臟進行 CT 掃描。有時腫瘤似乎變大了一點，我還記得放射師用尺測量後說腫瘤好像成長了半公分；有時卻又似乎毫無變大跡象。

幾年前，貝克先生罹患肺炎後過世，遺體解剖當天我也在場，結果證實死因是重度肺炎。但我很好奇他腎臟的狀況。CT影像中看到的五公分腫瘤，如今已可以肉眼看到。病理醫生在顯微鏡下觀看樣本後，馬上就做出診斷：腎細胞癌。他也檢視了貝克先生身體各處的組織，包括腦部組織。除了腎臟的腫瘤外，並未發現其他癌細胞。貝克先生確診腎臟癌十年有餘，但從未接受相關治療，也未出現相關症狀，最後也不是死於腎臟癌。他當初確實被過度診斷了。

我很慶幸他從未進行治療，畢竟那可是個大手術，可能會提早要了他的命。但我真希望他當初沒做胸部 X 光檢查，這樣我們就不必做 CT 掃描，也不會意外檢查出那顆偶發瘤，更不用每六個月就得進行 CT 掃描，而也許最重要的是，這樣可以少掉十年的煎熬。

腎臟癌的現況

其實，貝克先生的遭遇（或類似的情況）在美國愈來愈常見，常見到在全美統計資料也看得見。**圖7.1** 呈現 SEER 有關腎臟癌的數據。

現在看來，這張圖的內容理應不陌生了，但差別在於這張圖呈現的不是腎臟癌篩檢，而是其他身體部位詳細造影後的統計資料，通常是針對胸腔、腹腔或骨盆進行 CT 掃描卻檢測到腎臟癌。換句話說，這張圖反映了偶發瘤有多常見。

腎臟癌的過度診斷逐漸受到重視。二〇〇九年一項研究觀察了五十三顆腎臟腫瘤的惡化速度，結果發現腫瘤變大的速度很不一致 [12]，其中七顆（14%）反而還退化變小，二十一顆（40%）成長極為緩慢，得花上超過六年體積才會加倍。舉例來說，一公

圖7.1　美國腎臟癌新診斷人數與死亡人數（1975 至 2005 年）

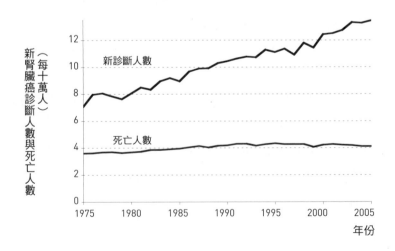

分的腫瘤要花超過十二年才會成長到四公分。值得注意的是，這些成長緩慢的腫瘤好發於年長者。因此，有很高比例的腎臟腫瘤代表過度診斷，不是因為腫瘤完全不會變大，就是因為成長速度太慢，甚至患者已死於其他原因，腫瘤都尚未引發症狀。有鑑於這些資訊，最近已有泌尿科醫生建議，小型腎臟腫瘤不必立即治療，改進行後續的 CT 掃描，以決定腫瘤惡化速度是否快到需要治療 [13]。

　　這顯然是往正確的方向邁進，但我不覺得追蹤偶發瘤是唯一解方。我認為，我們要提出更大的問題：放射師應該把偶發瘤稱為異常嗎？一旦視其為異常，就引發了連鎖效應：更多檢查、更多擔心和更多成本，最怕的是造成更大的傷害；最後很可能白忙一場。雖然這跟選擇界定糖尿病或高血壓的數值有點不同，但基本問題相同：究竟何謂異常？醫療專家負責設定高血壓、膽固醇和血糖的門檻，放射師應該要決定哪種異常較為重大，而非任何異常一律納入報告。既然我們經常意外找到偶發瘤，這個問題確實值得思考。

　　我的看法是，我們應該把偶發瘤視為篩檢的發現。雖然篩檢是我們自己主動要做，偶發瘤是意外發現，但兩者差異僅止於此。患者沒有出現癌症症狀。因此，我們對篩檢的認識，應該成為放射師處理偶發瘤的參考。若要了解我的意思，不妨想像找到了偶發瘤，然後問自己：「怎麼做才符合患者的利益？」（在練習中，醫生得假裝這個世界沒有律師）。我來示範自己在三個不同情況下的回答：

　　一、我們知道篩檢能夠降低癌症死亡率：這很簡單，我會直

接判斷為異常並採取行動。我們知道乳癌篩檢降低乳癌死亡率
（至少對年長女性是如此），因此若檢查出的乳房異常看起來像癌
症，我會如實告知患者，分析處置的利弊得失，讓她充分了解後
做出選擇。在這個情況中，篩檢確實有效益。遺憾的是，事情通
常沒這麼簡單。

二、**我們不知道篩檢的效益**：這就困難了，而且取決於舉證
責任歸屬。你可以主張視其為異常、告知患者，讓患者共同參
與決策過程（有人會說醫生藉此規避困難的抉擇），但部分傷害
已然造成：患者因為可能有癌症而擔心受怕 [14]。我認為舉證責任
應該是要呈現診斷效益，因此放射師應該認真考慮忽略這類偶發
偶，直接當成沒重要到值得記錄在報告中。

三、**我們知道篩檢無法降低死亡率**：我覺得這也很簡單，直
接忽略即可。不要把偶發瘤視為異常，反而要當成正常，讓患者
不必承受過度診斷和過度治療的煎熬。也不要在放射報告中提及
偶發瘤，更不必告知負責照護的醫生，對方才不會覺得有義務告
知患者。正如同位於臨界值的血糖、膽固醇或血壓，放射師可以
研判偶發瘤太小，不值得加以關注。

現在，希望你能理解我上面最後一項回答的理由，也希望論
述言之有理。但你也得明白的是，這對於我們面對最常見偶發瘤
（胸部 X 光片上的結節）的當前處置，會產生極為重大的影響。

每年有數十萬名美國人被診斷出肺部結節 [15]，導致一連串的
X 光與掃描等追蹤檢查。更重要的是，這個診斷讓患者擔心自己
罹患了肺癌。我就有個病人得了肺炎後接受胸部 X 光檢查，結
果照出一個小型結節，後來每半年就要做一次掃描檢查，持續了

好多年。他一直擔心自己說的「那個肺部黑點」。我再怎麼好言相勸，都無法說服他（或他的醫生）不要再檢查了，後續追蹤的用意固然是確定結節是否變大，卻也更可能無意中發現第二顆偶發瘤。這麼大費周章看起來實在不智，因為這名病人本身有嚴重的肺氣腫，讓他無法接受手術切除被發現的癌細胞。至少沒有人願意採取下一步（對病灶進行切片）也是顧慮到他的肺氣腫。但許多被照出結節的患者，都會選擇接受切片檢查。

遺憾的是，肺臟是數一數二不容易切片的器官，得用針刺進胸壁或將光纖內視鏡置入氣管，兩項方法都可能造成肺穿孔，這會導致可怕的後果，嚴重肺氣腫患者尤其如此。但我們知道，運用胸部 X 光來篩檢肺癌的弊大於利 [16]，因此沒有人會做此建議，我們也不會這麼做。那為何我們為了治療肺癌，要對肺部偶發瘤做一大堆追蹤檢查呢？若我們曉得胸部 X 光篩檢通常無法降低死亡率，為何還要針對意外發現的肺部結節窮追不捨？把結節視為正常不就是最佳辦法嗎？

當然，我在此有過度簡化的問題。首先是現實的法律考量：醫生不會因為過度診斷而受罰，但會因為未做診斷而受罰，所以醫生很難忽略偶發瘤。第二，我們很難知道什麼才算是意外發現。我們有時難以確定症狀和偶發瘤的關係，有些發現看起來模稜兩可。假如意外的發現很可能和症狀有關，進一步檢查的幫助就會較大（過度診斷的機率較大）。最後，我們可能要更多微調。我們可能會忽略的偶發瘤，通常是體積較小、較不值得擔心，或在其他死因風險更高的患者身上（譬如年長者或前述有嚴重肺氣腫的病人）。假如我們在平均餘命較長的患者身上，發現較大又較值得擔心的偶發瘤，可能會謹慎採取行動（譬如持續觀察判斷有無變大，再決定是否要更加積極處置）。

愈來愈多醫生體認到，長期追蹤偶發瘤比立即動手術來得慎重。實際上，目前學界正在研擬相關規範，因應疑似肺癌和腎臟癌的偶發瘤[17]。我相信，若我們對於偶發瘤不要過度反應，對於患者是件好事。

―――――

大部分過度診斷都是源自目標明確的決策。有的機構決定改變異常的標準值，有的會建議篩檢，有的醫生選擇掃描身體部分，看看是否找到導致特定症狀的異常。但偶發瘤不在計畫中，單純是高解析度掃描的副作用。許多醫生主張降低診斷門檻的價值或強力支持篩檢，但我沒遇過任何醫生認為找到偶發瘤代表醫學的長足進步，反而多半視其為眼中釘。還有許多醫生體認到，偶發瘤本身就是個大問題。

儘管如此，部分醫生可能都記得曾有那麼一兩個病例，自己與患者都深信，正是因為發現了偶發瘤才挽回了生命。這些極具戲劇張力的故事，讓改變更是難上加難。更重要的是，這些故事並未考量其他可能：患者也許依然會死於癌症；癌症即使於臨床發現依然可以治療；或癌症根本就不必治療（即過度診斷的問題）。真相是，一旦檢查出來就很難忽略（即使忽略才是正確的選擇）。這將需要社會與法醫領域的龐大變革。若一開始就不要檢查，那便簡單許多。篩檢式檢查的確可以不做，但診斷式檢查多少難以避免，民眾也不希望我們不做這類檢查（但我們當然會謹慎為之）。而只要我們做診斷式掃描，就不得不面對偶發瘤的問題。

　　患者只要對一般掃描檢查少些熱衷，便有助改善整體情況，尤其應該避免接受全身掃描，不然恐會打開潘朵拉的盒子，發現許多偶發瘤。患者對於其他掃描也可以多多思考，假如可以選擇的話，盡量挑選單一身體部位的檢查，以免在檢查區域外找到東西。舉例來說，大腸鏡檢查是用內視鏡仔細尋找結腸內的癌細胞，除了結腸外其他都不檢查。近來，愈來愈多人偏好使用虛擬大腸鏡，不是因為比一般大腸鏡來得好，而是檢查本身較不具侵入性。虛擬大腸鏡運用 CT 掃描器，以高解析度呈現結腸影像，但同時也會看到肝臟、腎臟、甚至肺臟下緣。大約半數的虛擬大腸鏡檢查會顯示結腸以外的異常。

　　這些偶發瘤絕大部分不是癌症，只有少數可能惡化成癌症。但若我們全部都加以追蹤，許多民眾得經歷不必要的焦慮、檢查與治療介入，而這僅是過度診斷問題的另一個面向。

注 ────────────────────────────────

1.　J. R. Jett, "Limitations of Screening for Lung Cancer with Low-dose Spiral Computed Tomography," *Clinical Cancer Research* 11 (2005): 4988s–92s

2.　你也許會合理懷疑，有鑑於第三章全身 CT 掃描的數據（健康民眾中有 86% 至少有一項異常），這個比例似乎不夠高。原因有二：一是大部分 CT 掃描範圍並不大（僅限於身體某部位）；二是並非每個異常都有偶發瘤。

3.　M. K. Gould, J. Fletcher, M. D. Iannettoni, et al., "Evaluation of Patients with Pulmonary Nodules: When Is It Lung Cancer? ACCP Evidence-based Clinical Practice Guidelines (second edition)," *Chest* 132 (2007): 108s–30s

4. 參考：R. P. Myers, A. Fong, and A. A. Shaheen, "Utilization Rates, Complications and Costs of Percutaneous Liver Biopsy: A Population-based Study Including 4275 Biopsies," *Liver International* 28 (2008): 705–12

5. J. Graunt, "Foundations of Vital Statistics," in J. R. Newman, ed., The *World of Mathematics*, vol. 3 (Redmond, WA: Tempus Books, 1988), 1399–1413

6. 當然，性別也會影響死亡率。但由於偶發瘤盛行率的資料，並未依據性別分類，而是納入五十歲出頭的民眾，因此我選擇用不分性別的五十歲死亡率。

7. 此處統計數字取自後面兩個註釋中的參考資料，但超音波檢查出的甲狀腺結節盛行率則參考 S. Ezzat, D. A. Sarti, D. R. Cain, et al., "Thyroid Incidentalomas: Prevalence by Palpation and Ultrasonography," *Archives of Internal Medicine* 154 (1994): 1838–40。至於除法和減法都是我自己算的⋯⋯

8. 他們的平均年齡是五十四歲，其中三分之二是男性，所有參與者都能負擔約一千美元的費月（保險未給付）。參考：C. D. Furtado, D. A. Aguirre, C. B. Sirlin, et al., "Whole-body CT Screening: Spectrum of Findings and Recommendations in 1192 Patients," *Radiology* 237 (2005): 385–94. 吸菸者結節的資料取自梅約醫學中心，參考：S. J. Swensen, J. R. Jett, J. A. Sloan, et al., "Screening for Lung Cancer with Low-dose Spiral Computed Tomography," *American Journal of Respiratory Critical Care Medicine* 165 (2002): 508–13

9. 你可以在 SEER 網站（http://seer.cancer.gov/faststats/ selections. php?series=cancer），查詢任意兩個年齡間特定癌症的死亡率（此處是五十到六十歲）。吸菸與否的肺癌死亡率取自我們的論文：S. Woloshin, L. M. Schwartz, and H. G. Welch, "The Risk of Death by Age, Sex, and Smoking Status in the United States: Putting Health Risks in Context," *Journal of the National Cancer Institute* 100 (2008): 845–53

10. 需要注意的是，若把時間拉長為二十年，期間出現的異常更有可能成為二十年後的死因，進而拉大原本就已高估的數值。

11. E. V. Finlayson and J. D. Birkmeyer, "Operative Mortality with Elective Surgery in Older Adults," *Effective Clinical Practice* 4 (2001): 172–77

12. 每顆腫瘤都會經過至少兩次測量（大約間隔三個月）才會切除，參考：J. Zhang, S. K. Kang, L. Wang, et al., "Distribution of Renal Tumor Growth Rates Determined by Using Serial Volumetric CT Measurements," *Radiolo-*

gy 250 (2009): 137–44. 注意，文章中提到的是體積倍增時間。由於體積隨著尺寸立方而增加，因此兩年的體積倍增時間，就相當於六年的尺寸倍增時間，這段期間體積已增加八倍（2^3）。

13. 參考美國泌尿協會指引：“Management of the Clinical Stage 1 Renal Mass” (2009) at http://www.auanet.org/content/guidelines-and-quality-care/ clini-cal-guidelines/main-reports/renalmass09.pdf

14. 話說回來，有些患者可能會想參與決策過程。雖然問題本身複雜，但醫生可以在掃描前表達其中困難，可以說：「如果我們找到無法處置的異常，你想不想知道此事、就從擔心受怕？ 還是你寧願被瞞在鼓裡？」沒錯，這番話很不中聽，但這正是無知比較幸福的例子。另一項處理方式是取得「群體知情下的同意」，參考 L. Irwig and P. Glasziou, “Informed Consent for Screening by Community Sampling,” *Effective Clinical Practice* 3 (2000): 47–50. 全文開始就承認，想在任何檢查前讓患者充分了解切除或忽略偶發瘤的利弊，是不切實際的理想，畢竟不可能有足夠的時間。但可能的做法是，教育整個群體的部分代表，讓他們表決適當的處理方式。假如表決結果是反對針對偶發瘤加以告知或追蹤，放射師就不會納入報告中。反之，放射師就會固定回報。

15. D. Ost, A. M. Fein, and S. H. Feinsilver, “Clinical Practice. e Solitary Pulmonary Nodule,” *New England Journal of Medicine* 348 (2003): 2535–42

16. W. C. Black, “Lung Cancer,” in B. S. Kramer, J. K. Gohagan, and P. C. Prorok, eds., *Cancer Screening: Theory and Practice* (New York: Marcel Dekker, 1999)

17. 參考：C. Henschke, D. McCauley, D. Yankelevitz, et al., “Early Lung Cancer Action Project: Overall Design and Findings from Baseline Screening,” *Lancet* 354 (1999): 99–105; M. A. Jewett and A. Zuniga, “Renal Tumor Natural History: e Rationale and Role for Active Surveillance,” *Urologic Clinics of North America* 35 (2008): 627–34; and S. G. Silverman, B. Y. Lee, S. E. Seltzer, et al., “Small (< or = 3 cm) Renal Masses: Correlation of Spiral CT Features and Pathologic Findings,” *American Journal of Roentgenology* 163 (1994): 597–605

第八章
我們連癌症以外的異常也不放過

篩檢帶給你／妳（和寶寶）的一連串問題

　　我們對於篩檢的狂熱不僅限於癌症，還包括心血管異常的篩檢、新陳代謝異常的篩檢（譬如糖尿病和甲狀腺機能低下症）、骨質疏鬆症的篩檢，還有胎兒異常的篩檢。而我們使用的篩檢種類，遠遠不只照出體內器官的影像，還有專門實驗室的精密生化量測，以及電子監測基本生理功能。但這些篩檢背後的思維相同：我們拚命尋找體內的異常，深信早期診斷與介入可以改善健康。這項傳統思維極為普遍，因此我只可能針對癌症篩檢探討，其他病況的篩檢可以獨立成書了；但我會針對現代醫學的篩檢種類舉例說明。

仔細監測心臟功能

　　一九八五年，結束了美國公共衛生局的工作之後，我前往猶他州州立大學醫學中心繼續接受住院醫師訓練。他們的醫療設備先進，是全美知名的心臟疾病權威；在我到任前不久，它才率先使用賈維克人工心臟（Jarvik artificial heart）；這項裝置剛問世時引起極大興趣與媒體關注，只是可惜已於一九九〇年退出市場）。它也是全美心臟移植技術首屈一指的醫學中心。但猶他州州立大學附設醫院最令我印象深刻的技術，並不是用來治療而是用來篩檢心臟疾病。

五十多年來，醫生都使用院內心電圖來監測心臟的節律。心電圖追蹤的是電脈衝，這些電脈衝會刺激心跳，藉此推送血液到全身。數十年來，心電圖電子裝置愈來愈小，讓我們得以監測患者從事日常活動時心臟的情況。如今，科技已進步到無時無刻不記錄著相關資訊，方便我們事後在電腦上分析、訊速統整數千次心跳的波形。

在我擔任住院醫生期間，猶他州州立大學參與了一項簡稱為 CAST（Cardiac Arrhythmia Suppression Trial，心律不整抑制試驗）的全美研究，監測超過一千七百名最近心臟病發的患者。部分患者在心臟病發後，心律出現極大的紊亂，可能過快、過慢或劇烈波動。這些患者都會有不適感，血壓可能會驟降，導致一連串的症狀，像是無力或頭暈、無法站立、失去意識、甚至可能死亡。患者只要有這些症狀，都不會納入研究。CAST 研究的是心臟病發後並無不適的患者。研究人員設法篩檢無症狀的心律異常，代表要是沒監測心臟，患者其實渾然不覺；他們擔心，無症狀的異常心律，尤其是心跳過多，可能預示著更致命的心律紊亂，因此想看看早期的診斷與治療，是否可以避免心臟病發後一年內猝死。

　　研究人員起初預想是，心臟監測可於患者家中進行，但後來研究在醫院展開，以確保流程的標準化。心臟病發但復原良好可出院的患者，先是住進一個特別的病房，並接上心跳監測器。監測器只要發現任何異常，便是由像我一樣的住院醫生處理。

　　這簡直把我們搞瘋了。患者明明沒事，監測器卻響個不停，彷彿每個人都有異常。而我們全部都要治療，三不五時就調整藥物，設法找到對的藥物與劑量，好讓心律恢復正常。有時，我們的治療感覺有效，但往往看起來並無差別，有時反而好像讓情況變糟。我們許多醫生都覺得，整件事荒謬至極。

　　確實如此。CAST 是隨機分派試驗。大約半數患者服用的藥物是安慰劑。換句話說，我們實務上忽略了大約八百五十名患者的結果。事後證明這才是對的，他們的復原狀況比治療組來得好。兩年後試驗被迫中止，因為藥物不但無法避免致命的心律紊亂，反而成為問題的源頭：相較於接受安慰劑的對照組，治療組的死亡率高出二倍半。研究人員又進行了另一項試驗，這次專挑心律嚴重異常的患者，還換了一種藥物（CAST II 試驗），但死亡率依然是治療組較高[1]。

　　這些研究開始讓我思考，是否不應該仔細尋找異常。若心律紊亂嚴重到出現症狀，理應接受診斷與治療。但拚命尋找無症狀的異常電脈衝又加以治療，可就是另外一回事了。

　　心臟不是唯一受到電脈衝刺激的肌肉，神經系統也是用電脈衝刺激肌肉收縮。因此，我們可以監測任何肌肉的活動，其中包括子宮。在正常情況下，子宮壁就在分娩時收縮，除非遇到早產；早產是胎兒生病、受傷或死亡的主因。有鑑於美國每年就有五十萬名早產兒，部分醫生希望，子宮收縮（宮縮）過早的狀況可以獲得及早診斷與治療，降低早產發生的機率。

一九九〇年初期，北加州凱瑟醫院（Kaiser Permanente of Northern California）展開了一項隨機分派試驗，探討子宮監測的效益，對象是二千四百名具有早產高風險的孕婦[2]。二項最常見的風險因子為懷上雙胞胎（通常提早出生）與過去曾有早產紀錄。實驗組的孕婦拿到家用子宮活動監測器，每天早晚各使用一小時，立即將資訊以電話回報產科中心，中心人員評估後，若發現子宮疑似過早收縮，就會告知孕婦尋求醫療協助。為了確保所有孕婦按照規定監測，實驗組每天都會接到護士的電話。

對照組孕婦僅由護士每週聯絡，既沒有拿到家用子宮監測器，也不會去注意分娩的產兆。該試驗進行了四年，結果發現子宮監測導致更多醫療。實驗組孕婦臨時找產科醫生看診的次數，將近是對照組孕婦的兩倍（實驗組平均 2.3 次，對照組 1.2 次），而服用抑制子宮活動藥物的機率也比對照組多 50%（實驗組接受治療的孕婦比例為 19%，對照組為 12%）。但子宮監測未影響早產率：兩組提早生產的比例都是 14%。因此，額外的診斷都是過度診斷，額外的治療都是過度治療。如今，家用子宮監測器已不再是產科照護標準的一環了。

仔細觀察胎兒心跳

如今，我們也可以監測分娩時子宮內胎兒心跳和孕婦宮縮的時間關係，通常是把內含超音波裝置的腰帶環繞孕婦腹部。以連續性心律紀錄（Continuous Cardiotocography，CTG）辨識可能缺氧的胎兒；這是一種電子胎兒監測（Electronic Fetal Monitoring，EFM）技術，已有將近五十年的歷史。目的是確保胎兒在分娩時獲得足夠的氧氣，否則胎兒心跳就會大幅下降。產科醫生在監測器上看到胎兒心跳放慢，可能會決定立即進行緊急的剖腹生產術，是一項大手術。胎兒心跳變慢不會導致計畫之內的剖腹產，而是造成本來打算自然產的孕婦緊急剖腹產。剖腹產和大部分手術一樣，凡是緊急的手術都伴隨較高的風險，現場狀況較難以完全掌握、醫護人員準備不夠充分，術後併發症的機率也較高。

　　致力於建立醫療文獻資料庫的獨立國際機構考科藍合作組織（Cochrane Collaboration），多年來彙整許多電子胎兒監測的研究。在探討了共有三萬七千名女性參與的多項實驗研究後，他們並未找到確切證據支持監測的效益。子宮活動監測似乎無法讓胎兒於出生時更為健康；衡量標準是愛普格評分（Apgar score），即膚色（appearance）、心跳（pulse）、反應（grimace）、活力（activity）與呼吸（respiration）五項指標，也無法減少患有腦性麻痺、需要送加護病房或死亡的新生兒數量[3]。研究人員發現，監測胎心和宮縮的唯一好處，是讓新生兒癲癇發生率從千分之二降至千分之一。

　　但你可能也猜到了，監測胎心和宮縮確實會導致更多緊急的剖腹產。在考科藍彙整的電子胎兒監測研究文獻中，子宮監測讓剖腹產比例增加66%，而剖腹產比癲癇普遍許多，在美國尤其如此。若把這些數據套用在美國（十二項研究中有四項就是在美國進行），子宮監測導致剖腹產的頻率從千分之二百，上升到千

圖 8.1　電子胎兒監測（EFT）的影響

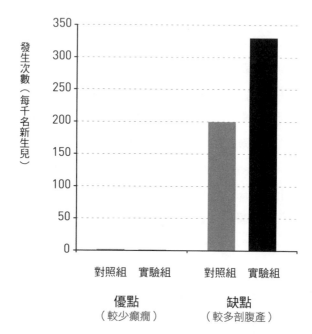

發生次數（每千名新生兒）

優點
（較少癲癇）

缺點
（較多剖腹產）

分之三百三十[4]。**圖 8.1** 比較電子胎兒監測技術的優缺點。

　　別懷疑，此處並無印刷錯誤。**圖 8.1** 左邊之所以看起來空白，是因為相對於剖腹產，癲癇太過罕見（但相信我，無胎兒監測下的千分之二與胎兒監測下的千分之一，依然有其差異）。平心而論，癲癇與剖腹產何以能兩相比較尚不清楚，畢竟這就好像拿蘋果比柳橙。但顯而易見的是，進行電子胎兒監測必須付出很大的代價：平均要做一百三十次剖腹產，才能避免一次癲癇，另外一百二十九次都是過度診斷：雖然診斷出胎兒心跳異常緩慢，但其實不需要緊急剖腹產。

　　一九九六年，美國預防服務工作小組（即負責審視篩檢效益的獨立專家小組），不建議將胎兒監測列為常規檢查[5]。但根據目前的官方網站，胎兒監測已成為醫療根深柢固的一環，因此該工作小組似乎早已放棄勸退醫生。

　　儘管無證據顯示分娩期間電子胎兒監測有益健康，一九九六年美國預防服務工作小組也不建議將其列入常規使用，這項技術在美國依然使用得相當普遍。根據現有資訊，美國預防服務工作小組認為，即使更新一九九六年的建議，對於臨床實務的影響恐怕有限，因此並不打算予以更新。

　　胎兒監測確實已是醫療根深柢固的一環。美國聯邦政府上次針對此事調查是一九九九年，當年所有生產中，就有 83% 仰賴電子胎兒監測技術[6]。

懷孕也得膽戰心驚

　　懷孕本身不是病，醫生卻愈來愈把它當成疾病來治療。對於一般產科實務，我們缺乏精準的相關統計資料。多虧了醫療保險計畫，我們得以擁有全美年長者完整的醫療資料，但目前卻沒有相對應的機構來追蹤孕婦的資料。現有資訊顯示，常見臨床實務已不再使用家用子宮監測器，但經常使用的技術則有分娩期間電子胎兒監測（EFM），以及產科超音波[7]。

　　照超音波早已成為懷孕的常規檢查。美國聯邦政府上次調查胎兒監測技術的使用狀況時，也得知 64% 的孕婦在懷孕期間至少做過一次超音波。與 X 光不同的是，超音波的音頻高到人耳無法偵測（因此稱為「超」音波），可以產生清晰的胎兒影像，所以孕婦才喜歡超音波檢查。但這依然是一種篩檢，設法尋找胎兒的異常，即使沒依據也一樣。

舒華茲醫生懷孕期間，讀到一篇文章標題為〈超音波檢查：嚇壞孕婦的最佳方式〉（Obstetrical Sonography: The Best Way to Terrify a Pregnant Woman）。她拿給我看時，我還猜文章是刊在主張回歸自然或另類醫療的期刊，但並非如此。該文章來自《醫用超音波期刊》（*Journal of Ultrasound in Medicine*），是美國醫用超音波學會（American Institute of Ultrasound in Medicine）的官方期刊。該作者可不是圈子外批評超音波檢查的學者，而是圈子內首屈一指的羅伊・費利醫生（Dr. Roy Filly）。費利醫生是放射科暨婦產科教授，任教於全美數一數二的加州大學舊金山分校醫學院。多年來，都是他在指導該校附設醫學中心診斷式超音波的部門；早在將近四十年前，產科超音波剛問世時，他就已在執行這項篩檢技術。以下摘錄他在文章中所言，我和舒華茲醫生讀了都大吃一驚：

> 我這份工作的一項優點，就是有機會跟孕婦說「一切看起來很正常」，然後看到孕婦鬆了一口氣的表情，此刻總是相當感人，最後換來一句「謝謝醫生」。
>
> 如今，我不再有相同的感覺了。我愈來愈常遇到不敢跟患者坦白的情況，通常是看了超音波檢查結果有異常發現，勢必會讓她們惶惶不安……明天我一上工，八成又得跟準媽

媽說明超音波檢查結果顯示的「異常」，我真不知道該說什麼 8。

過去數十年來，研究人員發表了大量科學論文，探討三體症候群（trisomy syndromes）的身體構造異常。這是令人聞之色變的基因缺陷，而三體指的是特定染色體出現三條，而非正常的兩條。唐氏症（Down syndrome）當屬最為人所知的三體症候群，但還有其他的類型。問題在於，基因缺陷相關的構造異常，像是心臟或腸子出現「亮點」（bright spots，意指異常）其實並不奇怪。患有三體症候群的胎兒固然會發現亮點，正常胎兒身上也很常見亮點。費利醫生估計，大約 10% 的正常胎兒至少會有一項這類「異常」。

三體症候群相當罕見，機率每一千名新生兒中只有三名新生兒罹患 9。但正常胎兒中卻有一成會出現構造異常，也就是每一千名新生兒就有一百名有此異常，所以若我們對每位孕婦做超音波檢查，一定會有許多過度診斷。每一百名被發現有異常的胎兒，最多三名罹患三體症候群 10，其他九十七名胎兒都被過度診斷了——所謂的「異常」無關緊要。但孕婦只要得知有異常發現，就會造成不容忽視的結果：更多檢查、更多羊膜穿刺、更多流產（根據已出版的研究，羊膜穿刺導致的流產率預估介於 0.06% 到 1% 之間 11）。也許更值得思考的是，懷孕理應是人生中極為美好的體驗，孕婦卻得為此擔心受怕。

對費利醫生來說，這項重大問題直接影響到他的病人：

現場看診的醫生讀了這些科學論文，然後進行常規超音波檢查時發現這些「異常」，應該跟患者說些什麼？孕婦先前並未獲得任何建議，原本照超音波只是為了「安心」（現在別想了）。她的身邊有先生、孩子和父母陪著，氣氛和樂融融，一旁正在錄影；但不久後，嘻笑聲與指著螢幕的手指都會戛然而止，眾人的問題會從「那是心跳嗎？」或「那是小雞雞嗎？」瞬間變成「你是說，我的孩子智力會受影響嗎？」

無庸置疑，如今你已增加了懷孕護理處置的成本。孕婦可能會選擇接受羊膜穿刺，也可能被轉介到產前診斷中心，進行詳細的胎兒超音波檢查與遺傳諮商。而主要照護人員與超音波專科醫生花上大把時間解說該發現的「意義」，或準爸媽感受到的心痛，也都尚未納入這些額外的成本中。假如他們放棄做羊膜穿刺（我覺得是正確的選擇），接下來到生產前都必須懷著揮之不去的憂心：我的寶寶有唐氏症嗎？當初也許應該做羊膜穿刺才對。期待新生兒降臨的喜悅，如今卻被焦慮取而代之。

你可能會說，這些檢查的發現也有很多優點啊，優點一多難免就會有缺點嘛。也許我是特例吧（但我並不這麼覺得），可是我並沒有看到「很多優點」。我是想法很單純的醫生……從我的角度來看，在低風險孕婦身上找出這些「異常」已是「弊大於利」了。

你應該知道的是，費利醫生並非特例。學界回顧了五十六項探討這類異常的研究，最後做出的結論是，在臨床實務上，這些異常不足以當成三體症候群的可靠指標。文獻回顧的作者群指出，運用這些超音波檢測出的異常來篩檢三體症候群，反而會導致更多孕婦流產[12]。

　　就懷孕來說，過度診斷是指原本會正常生產的孕婦，或原本會健康出生的胎兒被診斷出疾病。胎兒（或母親）被檢查出異常，但該異常不會造成任何後果。在當前的醫療體系中，我們亟欲做出診斷，而且經常以預防措施為由，為完全健康的人篩檢。隨著科技的進步日新月異，對子宮內的胎兒做出診斷應該是司空見慣，有些胎兒確實罹患基因疾病，但許多胎兒其實都很健康。我們對早期診斷的狂熱蔓延到懷孕。家用子宮監測器的使用，導致更多孕婦受到告知會提早分娩，胎兒監測則顯示更多胎兒的氧氣不足，但事實並沒有如此嚴重。我們對診斷的狂熱一再造成不必要的醫療介入，可能是更多抑制分娩的藥物或緊急剖腹產。

　　胎兒超音波的異常結果則更難判定。這些發現通常不代表患者需要立即治療，但會帶來更多診斷上的介入與不必要的焦慮。我有些同事可能不會視其為過度診斷，而是虛驚一場，即所謂的偽陽性反應。然而，但偽陽性結果只要做一次後續檢查，多半很快就會被判定有誤，可是超音波發現的胎兒異常無法以進一步檢查來解決。由於更可靠的檢查不是尚未問世、沒想像中可靠，就是會增加流產風險，因此都要等到生出健康的寶寶，才能證實胎兒超音波異常是虛驚一場。雖然對於這項問題究竟如何界定，各方有不同意見，但在我看來似乎又是過度診斷的例子。

　　我覺得，大部分遭遇此問題的孕婦會同意此一看法。超音波可以檢測到許多其他異常——這些異常與三體症候群毫無關係。但只要一診斷出異常，父母就可能對寶寶的未來深感憂慮。《紐約時報》科學記者納塔莉・安基爾（Natalie Angier）就曾寫道自己懷孕二十週時，接受常規超音波檢查導致的不良影響，而類似的經驗其實並不罕見 [13]：

> 我以前很喜歡照超音波，準爸媽向來如此。這是建立親密關係的機會，也是寶寶的第一支影片。我早在幾週前就已做了羊膜穿刺，檢查我這名三十八歲的高齡產婦是否有染色體異常。
>
> 我曉得自己的寶寶有標準的二十三對染色體、脊柱已完全關閉，也沒有無腦症等可怕缺陷，否則即使我努力多年才終於懷孕，最後還是會選擇人工流產。
>
> 總而言之，我知道寶寶長得頭好壯壯，料想超音波檢查只會更加證明這點。
>
> 產科醫生討論起掃描結果，語氣猶豫又短促，明顯不是能讓人安心的口吻。我的腦中響起警報，恐慌感油然而生。她一下說這裡沒問題、一下又說那裡沒問題，廢話連篇。有完沒完！我怒火中燒，講重點！我的寶寶怎麼了？
>
> 最後，醫生才指出問題所在：左腳。她說超音波結果難以判讀。子宮裡寶寶的左腳位置很奇怪，看似深陷骨盆之中，因此可能只是目前位置的問題。但超音波醫檢師換了許多角度，卻都看不到左腳的側面，代表有內翻足的可能。我和我先生驚訝到語塞，憂愁地看著彼此。內翻足？我們都

不大懂內翻足的意思、外貌或嚴重程度，聽起來既沉重、醜陋又破敗，不禁讓人以為病況必定嚴重。

產科醫生說，當下我們有兩項選擇：前往大學附設醫學中心做更詳細的超音波檢查，或不做任何處置、繼續懷孕下去。她說，內翻足不會影響懷孕過程，還要等寶寶出生才能進行矯正。

好，什麼都不做、忘得乾乾淨淨，還真是務實的選擇呢，我不爽地想著。因此，我們踏上了一條無數前人走過的道路，每年有好幾萬人費力跋涉——展開一連串的檢查與再檢查，宛如求助於德爾菲神諭（Oracle of Delphi）或動物內臟的現代版。月復一月，隨著更高科技的篩檢儀器的加入，這條道路愈發崎嶇危險……

離開醫生診間後，我和我先生來到一間醫學圖書館，把內翻足研究了一番。教科書的照片帶來沉重的打擊，有些腳極度變形，在腳踝處向內向上彎曲，形狀很像字母 J，扭曲的腳趾和腳跟擠成一團。內翻足通常發育不良，連帶使小腿較無法正常生長……

當晚，我們夫妻二人雙雙失眠，眼淚掉個不停。我們私底下拚命祈求老天爺，保佑接下來的超音波檢查一切正常。只要換來女兒四肢健全，我們寧願犧牲自己的身體——眼睛、手臂、雙腳都可以。

老天爺沒聽見我們的呼喊。隔天，附近大學醫院的醫生也支持內翻足的初步診斷，儘管臨床證據並不明顯。「這發現得漂亮！」對於那位醫檢師的判斷，他語帶肯定地如此表示。

　　開車回家途中，我哭得撕心裂肺，彷彿天空要塌下來了，但天空卻平靜湛藍。

　　一週後，我們在另一所大學跟一位遺傳諮商師碰面，討論有沒有可能內翻足其實不是單一缺陷，而是更為大型基因症候群的一環。我們又照了一次超音波，這次是具有豐富超音波診斷經驗的醫生執行。幸好，他們排除了基因異常的可能，但確定患有內翻足。他們直截了當地說：「左腳內翻變形。」

　　我開始對內翻足產生極大興趣，汲取一切醫學與文化的資訊。我得知女兒得花上數月到一年的時間，穿著大腿高的鞋套，逐漸把左腳彎回正常堪用的位置；鞋套不但得每週更換，還得搭配一兩次手術，但不對稱的小腿則無法治療，一輩子都會如此……

　　我也跟一些同樣有內翻足孩子的母親聊過，深深受到她們的故事激勵。她們要我放心，鞋套不會讓孩子行動變慢，也不會妨礙孩子爬行等動作發展里程碑。她們說，孩子的雙腳固定後，不管走路或跑步都可媲美無內翻足的孩子。最後在孕期尾聲，我才開始真正放鬆。

　　八月底，我生下了女兒，她不但健健康康、肺功能強健、頂著一頭黑髮——還完全沒有內翻足。

　　常規超音波檢查也許能帶給幾百萬名父母欣慰（有時反而是種誤導），卻也嚇壞了不計其數的父母，似乎再無其他效用。考科藍合作組織並未找到常規產科超音波的實質效益，反而還似乎會導致更多剖腹產；雖然其中機制有待釐清，但額外的檢查很可能徒增醫生和母親的焦慮。至於種種檢查對孕婦造成的心理衝擊，目前仍缺乏研究[14]。

　　一九九六年，美國預防服務工作小組建議民眾不要做常規超音波檢查[15]。他們目前的立場是即使更新建議也無濟於事，這跟胎兒監測技術的情況相同。產檢超音波已成為美國醫療實務的常規做法。他們的說明如下：

> 儘管並無證據顯示產檢超音波有益健康，一九九六年美國預防服務工作小組亦不建議將其列入常規使用，這項技術在美國依然使用得相當普遍。根據現有資訊，美國預防服務工作小組認為，即使更新一九九六年的建議，對於臨床實務的影響恐怕有限，因此並不打算予以更新。

　　聽起來是不是很熟悉？這跟他們對胎兒監測的看法一模一樣。

動脈硬化篩檢

　　過去數年來，許多人所謂的動脈硬化篩檢趨之若鶩。醫生愈來愈積極地尋找主要血管異常、腿部血管阻塞（周邊動脈疾病）、頸部血管阻塞（頸動脈狹窄）與腹主動脈瘤。這些異常都彼此相關，反映動脈粥狀硬化這項常見的潛在疾病，也具有共同的風險因子：吸菸。最可靠的治療方式就是手術。

這類篩檢受到許多健檢企業的推廣，像是生命線（Lifeline）、預防健康篩檢（Prevention Health Screenings）和護腿一生（Legs for Life），他們都屬於營利事業，宣傳自己早期診斷與救命的能力。一般來說，這類篩檢都附帶骨質疏鬆的檢查，儘管這跟血管完全無關。愈來愈多大學附設醫學中心也開始推廣動脈硬化篩檢，包括賓州大學、馬里蘭大學、喬治城大學、哥倫比亞大學的醫學中心，就連我任職的達特茅斯希區考克醫學中心也提供血管篩檢服務。

這類篩檢檢測出異常後，受檢民眾就成了新患者，需要其他後續的檢查，進而增加診斷式篩檢的收益。部分民眾還會接受完整的治療，進而提升手術的收益。不過，動脈硬化篩檢固然有利可圖，但幾乎可以確定無法促進公共衛生福祉。實際上，除了針對吸菸男性的腹主動脈瘤篩檢之外，其餘篩檢都有違美國預防服務工作小組的建議。

該工作小組反對周邊動脈疾病、頸動脈狹窄與女性腹主動脈瘤的篩檢。針對無吸菸史的男性，該小組並沒有建議腹主動脈瘤篩檢，僅建議六十五歲到七十五歲且有吸菸史的男性做一次篩檢。該小組坦承，許多篩檢找出的新患者其實是被過度診斷了，因而被迫承受不必要的焦慮。部分患者接受的治療非但沒有任何幫助，還會帶來巨大的風險。

如**表 8.1** 所示 [16]，即使是最具效益的篩檢，即腹主動脈瘤的篩檢，都得小心地拿捏其中利弊。該表格彙整了數項研究，共有超過十二萬名六十五歲以上的男性參與，其中大約半數是篩檢

表 8.1　有意做腹主動脈瘤篩檢的男性參考指南

腹主動脈瘤篩檢：利與弊		
	五年後：	
	未接受篩檢的 一千名男性	接受篩檢的 一千名男性
篩檢是否有益？		
死於腹主動脈瘤男性人數	3.4	1.9
整體死亡人數差異	14	14
篩檢是否有弊？		
需要針對動脈瘤動大手術的男性人數	5	11
篩檢後需要接受一連串追蹤檢查的男 性人數	0	55

組、半數是無篩檢組，五年間兩組的差異清楚可見[17]。

　　篩檢讓動脈瘤破裂的五年內死亡率降低近一半，但由於該死亡率本來就低，僅有千分之一點五（3.4－1.9 ＝ 1.5）的男性受惠。而因為兩組的整體死亡風險相同，可見篩檢對此完全沒有影響。每有一名男性因篩檢而避免死於動脈瘤，就有三名男性接受無謂的治療。換句話說，這些男性動了不必要的手術。手術永遠伴隨著風險，像是心臟病發、血栓，或妨礙腿部、腎臟和腸道的循環。當然，這三名男性之中也許有人會在五年後受惠（六十五歲的平均餘命大約為十七年），因此不可能完全確定他們是否被過度診斷。同時，超過 5% 的受篩檢男性得知自己的主動脈異常，但又沒有異常到必須立即動手術，只是得密切追蹤或做後續檢查，前後可能長達數年之久。這些男性中，只有一部分終究需要動手術，所以未來可能會有更多過度診斷。

　　若醫生說你有動脈瘤，但又沒嚴重要需要手術，你會做何反應？假設每六個月就要接受追蹤檢查，而且還得持續好多年，又會造成什麼影響？打算做篩檢的男性應該要曉得篩檢組的焦慮。我有位血管外科的同事布萊恩・諾蘭（Brian Nolan）訪談了我們院內三十四名接受追蹤檢查的男性，發現許多人非常擔心：7% 的男性表示難以入眠，25% 覺得飽受壓力困擾，48% 會胡思亂想。但男性得知自己罹患腹主動脈瘤（並接受後續追蹤）的真正感受，唯有用他們自己的話才能傳神表達：「每天我都覺得自己的病況沒有任何進展」、「家人比我更擔心動脈瘤破裂，把我當成殘障人士對待，不讓我搬任何東西」、「我不敢讓孫子坐在大腿上」、「我覺得不管走到哪都有一顆不定時炸彈在身上」。這件事沒有標準答案，腹主動脈瘤的篩檢會幫助一些人，但也會造成更多人無謂地擔心受怕。

━━━━━

　　目前，美國常見的醫療實務涵蓋各式各樣疾患的篩檢，這源自社會大眾對早期診斷的狂熱。愈來愈多民眾得知自己或寶寶身體有異常。有些人確實因此受惠，但有時我們曉得受惠於篩檢的人數極少，甚至無法在數萬名患者參與的大型研究中加以量化。更常遇到的情況是，我們明明不確定篩檢是否有任何效益，卻依然堅持早期診斷的原則，時常忽略了過度診斷這項隱憂。

注

1. 參考：Cardiac Arrhythmia Suppression Trial investigators, "Preliminary Report: Effect of Encainide and Flecainide on Mortality in a Randomized Trial of Arrhythmia Suppression after Myocardial Infarction," *New England Journal of Medicine* 321 (1989): 406–12; and H. L. Greene, D. M. Roden, R. J. Katz, et al., "The Cardiac Arrhythmia Suppression Trial: First CAST... then CAST-II," *Journal of the American College of Cardiology* 19 (1992): 894–98

2. 參考：D. C. Dyson, K. H. Danbe, J. A. Bamber, et al., "Monitoring Women at Risk for Preterm Labor," *New England Journal of Medicine* 338 (1998): 15–19。這項研究還包括監測方式介於兩組的第三組——孕婦每天接到護士電話，但未使用家用子宮監測器。這樣也不會影響早產率，對看診次數與藥物治療的影響則中等。

3. Z. Al revic, D. Devane, and G. M. Gyte, "Continuous Cardiotocography (CTG) as a Form of Electronic Fetal Monitoring (EFM) for Fetal Assessment during Labour," *Cochrane Database of Systematic Reviews* 3 (2006): CD006066; see http://mrw .interscience.wiley.com/cochrane/clsysrev/articles/CD006066/frame.html

4. 這項計算是依據三項數據：一、子宮監測導致剖腹產比例增加 66%；二、美國剖腹產比例（二〇〇六年為千分之三百一十，參考下方出處）；三、美國子宮內胎兒電子監測的使用率（一九九七年占所有生產的 83%，參考下方出處）。唯有一組監測與無監測的剖腹產比例會產生 1.66 的比值（增加 66%）與千分之三百一十的加權平均（監測組權重是 0.83、無監測組是 0.17）：千分之三百三十與千分之兩百。美國整體剖腹產比例取自 B. E. Hamilton, J. A. Martin, and S. J. Ventura, "Births: Preliminary Data for 2006," *National Vital Statistics Reports*, vol. 56, no. 7 (Hyattsville, MD: National Center for Health Statistics, 2007). 參考：http://www.cdc.gov/nchs/data/nvsr/nvsr56/nvsr56_07.pdf. 子宮監測率的資料取自 S. C. Curtin and M. M. Park, "Trends in the Attendant, Place, and Timing of Births, and in the Use of Obstetric Interventions: United States, 1989–97," *National Vital Statistics Reports*, vol. 47, no. 27 (Hyattsville, MD: National Center for Health Statistics, 1999). See http://www.cdc.gov/nchs/data/nvsr/ nvsr47/ nvs47_27.pdf

5.　參考：http://www.ahrq.gov/clinic/uspstf/uspsiefm.htm

6.　Curtin and Park, "Trends."

7.　由於缺乏有效的使用率資料，你可能會合理懷疑我為何說得如此自信。首先，這是產科醫生自己所說，參考：J. T. Parer, "Obstetric Technologies: What Determines Clinical Acceptance or Rejection of Results of Randomized Controlled Trials?" *American Journal of Obstetrics and Gynecology* 188 (2003): 1622–25. 第二，前述針對新手媽媽的聯邦政府調查顯示，83% 的生產有電子監測，而 64% 的孕婦在懷孕期間至少照過一次超音波（未納入家用子宮監測器的使用 ）。最後，這也是美國預防服務工作小組的看法，他們寫道「家用子宮監測已不是產科照護標準的一環」，而且胎兒監測與產科超音波「在美國已十分普遍」，儘管他們並不建議。

8.　R. A. Filly, "Obstetrical Sonography: The Best Way to Terrify a Pregnant Woman," *Journal of Ultrasound in Medicine* 19 (2000): 1–5

9.　T. J. Hassold and P. A. Jacobs, "Trisomy in Man," *Annual Review of Genetics* 18 (1984): 69–97

10.　文中可能看不大出來計算方式，因此容我在此詳細說明：異常等於疾病的機率，與疾病普遍程度呈正相關（在此為千分之三），而跟異常普遍程度呈負相關（在此為千分之一百）。若以小數表示則為 0.003/0.1=0.03。換句話說，檢查出的異常只有 3% 代表三體症候群，剩下 97% 都沒有問題。（注意：這項計算假設罹患三體症的胎兒都有構造異常，這當然不是事實。若我當初把這點考量進去，過度診斷率只會估得更高）

11.　A. Ghidini, "Amniocentesis: Technique and Complications," in D. S. Basow, ed., *UpToDate* (Waltham, MA: UpToDate, 2009).

12.　R. Smith-Bindman, W. Hosmer, V. A. Feldstein, et al., "Second-trimester Ultrasound to Detect Fetuses with Down Syndrome: A Meta-analysis," *Journal of the American Medical Association* 285 (2001): 1044–55

13.　Natalie Angier, "Ultrasound and Fury: One Mother's Ordeal," *New York Times*, November 26, 1996, http://query.nytimes.com/gst/fullpage.html?res=9E07E2D9103DF935A157 52C1A960958260&sec=&spon=

14.　參考：http://www.cochrane.org/reviews/en/ab001451.html 與 http://www.cochrane.org/ reviews/en/ab000182.html

15.　參考：http://www.ahrq.gov/clinic/uspstf/uspsuspg.htm

16.　這些數據取自美國預防服務工作小組彙整的證據，包括腹主動脈瘤篩檢的

　　四項隨機分派試驗結果，參考：http://www.ncbi.nlm.nih.gov/books/bv.fc-gi?rid=hstat3.table.30132 此表格內數字都已轉換成相同單位：五年內的健康風險。

17.　注意：雖然該工作小組對於從不吸菸的族群沒有特別建議，對於六十五歲至七十歲吸菸者也僅建議做一次篩檢，但這些數據呈現大型隨機試驗納入的所有六十五歲以上男性（不論吸菸與否）。該小組也只能推估篩檢對吸菸者效益較大。

第 九 章
我們將 DNA 與疾病混為一談

基因檢測何以測出一身病

　　我非常喜歡遺傳的科學。高中時，我就愛運用孟德爾
（Gregor Mendel）種豌豆發現的簡單遺傳法則，計算各種基因型
的機率。大學時，我興致高昂地研究瘧疾這項極為常見傳染病所
施加的擇汰壓力，何以有助人類族群中特定基因疾病的存續（鐮
狀血球症和蠶豆症）。就讀醫學院期間，我深深著迷於 DNA 的
運作機制：雙股螺旋是如何複製、如何轉錄到 RNA 以產生蛋白
質、如何重組讓人得以將性狀代代相傳，又如何被其他生命形式
（病毒）給篡位，導致我們的細胞被其所用 [1]。遺傳學漂亮地結
合了數學、演化生物學和生物化學，是很棒的一門學問。

　　但對於檢測健康民眾的基因，我可就興趣缺缺了。有些人認
為，基因檢測會為健康指引出一條道路。基因檢測已有助我們依
據個別癌症打造療程，未來也可望用來預測患者對不同藥物的反
應。而基因療法（藉由修正 DNA 治療特定疾病）在特定情境下，
確實可能成為醫學的救星。但基因檢測也很有可能導向體弱多病

的結果。

現在已有無數的營利企業，拿了人們的 DNA（和錢），設法預測你的未來。一家名為 23andMe 的公司，宣稱要「解開屬於你 DNA 的祕密」；Navigenics 這家公司希望人們接受檢測，並且「努力讓自己常保健康」；deCODEme 則希望基因檢測會「促使民眾做出正確的決定。」基因檢測的商品化看似以健康當成賣點，但從我的觀點來看，其實賣的是過度診斷。針對健康民眾進行基因檢測，是早期診斷最為極端的做法。在此診斷出來的並不是疾病，而是罹患某疾病的潛在基因傾向。簡單來說，基因檢測尋找的是遺傳風險因子。由於每個人都有各自的疾病風險，因此基因檢測幾乎會讓所有人成為患者。

我們現在已有許多基因檢測，可以篩檢一大堆疾病的基因傾向，無法在此逐一介紹。由於當下的基因研究進展迅速，因此你讀到本書時，勢必已有更多類型的檢測。但基因檢測最基本的問題依然不變，對於任何早期診斷的嘗試，都應該要先提出這些問題：多少人會被迫得知自己身上的異常？這會對他們產生什麼影響？

美好願景：基因體現況掃描

想像一下，未來有天每位年輕人都會做基因體現況掃描，即接受一連串基因檢查，設法了解罹患心臟病、精神疾患、糖尿病和癌症等重大疾病的風險。現在，想像自己是一名健康的二十歲女性，準備進行首次基因體掃描。妳吐了口水到一個特殊杯子裡

（沒錯，妳的唾液中就有基因），再寄給一家基因檢測公司。兩週後，妳接到一封電子郵件，通知妳已完成疾病風險分析報告。妳打開了附件的報告。

史密斯小姐的基因體現況掃描

疾病	基因體掃描結果	終身罹病風險	與平均風險的比較
卵巢癌	有 OvXX	8.5%	平均值的 4 倍
肺癌	無 LNx5	0.5% （若為非吸菸者）	約為平均值一半
乳癌	有 Bc59y	17%	平均值 1.5 倍 *
心臟病	有 CHDmd21	40%	平均值 1.25 倍
黃斑部病變	有 CHDmd21 無 RetinX76	淨效應未知	低於平均 高於平均

＊ 現有醫學文獻對於這項預估值的準確度仍爭論不休。

　　以上的風險分析報告顯示，妳這輩子罹患卵巢癌的機率是8.5%，是平均值的四倍。幸好，妳缺乏和增加肺癌風險強烈相關的基因，因此可得知妳罹患肺癌的風險遠低於平均值。但妳身上有個基因可能會讓罹患乳癌風險增加近 50%，但這僅是部分研究人員的看法，報告也指出，近來醫學文獻對於這項預估值仍爭論不休。

　　分析報告顯示，妳罹患心臟病的風險是平均值的一點二五倍，而且報告建議你要認真看待此事，畢竟心臟病目前是美國最常見的死因（妳對此結果並不意外，因為令堂兩年前因為心臟病發過世，而且家族病史往往是罹病風險的可靠指標）。其中，增加心臟病風險的一個基因，剛好有助降低罹患黃斑部病變（導致妳逐漸失明的疾病）的風險。但妳也有另一個基因會增加黃斑部病變的風險，報告說研究人員正努力把這些關係加以量化，但目前無法提供更精準的數據。

還真是清楚的指引啊。報告不但沒有指出要如何讓健康達到最佳狀態，甚至沒給任何建議來增加常保健康的機率，也沒叮嚀未來可能會遇到的困擾：更多檢查、更多過度診斷和更多治療。這可能聽起來也許像科幻小說，但事實就是如此。有鑑於當前研究持續突飛猛進，這類檢查大部分都已問世或即將問世。十多年前，人類基因體計畫主要推手法蘭西斯・柯林斯（Francis Collins）率先提出基因體現況掃描的構想。他在一九九八年提交國會的年度報告中寫道，「基因體現況掃描可以提供關於疾病風險的實用資訊，給予患者與醫療照護人員參考，並建議應該採取的預防措施。[2]」有了更多資訊了解自己罹患特定疾病的傾向，看起來理應有利無弊，但其實恐有實質的危害。

猶記得，我跟一位兒時友人的父親討論到人類基因體計畫時，也說過類似的話。我十分敬重這位叔叔，他是一座大型市立機場的律師，向來喜歡高談闊論政治議題。他說我對取得更多遺傳資訊的憂慮，有點「反科學」的味道。我聽了真的很受傷，這就好像在指控我只會盲信聖經字面上的意思，或認為哥白尼（Nicolaus Copernicus）大錯特錯、地球才是宇宙的中心，或在斯寇普斯（John Scopes）遭到起訴的猴子審判中公然反對演化論。但這也有助我思考一項重要的區別：增進對人類遺傳學的認識，不同於更了解個人的基因體；這是兩碼子事。我完全支持追求更高深的學問，但非常擔心個人基因檢測帶來預期之外的副作用。所謂副作用，是源於自以為我們懂得更多。想要釐清挖掘個人罹病風險伴隨的危害，你得先稍微了解醫學文化對這類資訊的反應。

檢測愈多、干預愈多

若診斷指出你有很高風險罹患特定疾病，後果就是害所有人（你自己、家人、醫生和甚至保險公司）擔心早晚會發生的壞事。這份焦慮通常會換來更多後續的檢測，進而找到更多預料內的「疾病」與部分意外發現，到頭來又引發更多醫療干預：絕對會有藥物，可能還要手術。

帶有乳癌基因的女性，接受乳房攝影檢查的時間可能會提前（像是從三十五歲而非五十歲開始），而且頻率可能會增加。這除了會增加過度診斷的風險，還會讓原本就是乳癌高風險群的女性曝露在更多輻射之下。同樣地，帶有攝護腺癌基因的男性，接受PSA檢查的時間也可能會提前（像是從四十歲而非五十歲開始）、頻率也可能增加。不管是乳癌或攝護腺癌，由於遺傳資訊顯示患者具有很高罹癌風險，因此醫生就會把切片門檻大幅降低。如今你也曉得，更多的檢測勢必會導致更多乳癌和攝護腺癌的診斷、過度診斷與醫療干預。另外，若檢測照出的影像範圍超過目標器官（CT掃描就是如此），就可能會有出乎意料的發現，進而造成更多干預行為。

單單發現你屬於高風險群，就可能直接導致另一項干預行為：為了預防疾病所進行的治療。得知自己乳癌風險較高的女性，可能會服用泰莫西芬（Tamoxifen）來降低罹癌機率，甚至預先接受乳房切除手術；得知自己攝護腺癌風險較高的男性，則可能會服用菲那雄胺（Finasteride），或預先接受攝護腺切除手術。遺傳資訊的主要問題就是不確定性——不確定究竟哪些人會罹病，也不確定當前該採取哪些措施。無論我們對人體生理瞭解得多透徹，對於大部分的問題永遠都難以確定。

基因並不等於命運

基因內的資訊經常被比喻成探究人體的藍圖，但部分科學家認為比喻成食譜較恰當，畢竟每次的成品略有差異。有的基因發出指令以決定眼睛的顏色，有的基因負責胰島素的分泌，有的基因決定你能否捲起舌頭，另外還有二萬五千個基因。基因僅由四種分子（譯注：鹼基）所組成，名字分別縮寫成 A、C、G 和 T，把這些分子串在一起就會形成基因碼。一般基因平均有三千個分子（數量介於二百五十二至二百四十萬之間）。我們身上的這類遺傳資訊絕大部分（超過 99%）都一模一樣。這說來十分合理，畢竟我們有那麼多相似之處：每個人都有一雙眼睛、一顆心臟（每顆心臟都有四個腔室）、每個人都直立行走等等。但少數因人而異的遺傳資訊非常重要，造就了人與人之間的差異。

在最單純的情況下，遺傳資訊可以完全決定命運，個人特質完全取決於基因。但基因變異無法說明事實的全貌。即使是DNA（基因型）完全相同的同卵雙胞胎，也並非真的一模一樣。環境因素也十分重要，童年的影響尤其如此。除了童年從事的身心活動，諸如營養是否充足、接觸毒素或輻射的多寡也都會影響人的特性，甚至在出生前就已產生影響。科學界普遍的共識是，幾乎所有變異都是基因與環境因素互動的結果，再來就是運氣問題，或是純粹機率使然。即使是相同的環境與相同基因型，依然會造就截然不同的人。

　　這就要談到一項跟基因檢測相關的關鍵區別：基因型與表現型的差別。你的 DNA 內整套遺傳指令就是基因型，他人可以觀察到的身體、生化和行為等外在特色則是表現型。你感受不到自己的基因型，但感受得到自己的表現型。而正是基因型、環境和運氣三者的交互作用，決定了你的表現型。

　　基因檢測僅靠你的基因型，便打算預測你的表現型。儘管真的沒理由為了預測已知的表現型面向（例如，你不必檢測自己是否有藍眼睛）就做基因檢測，有些基因檢測公司卻偏偏以此為賣點，宣稱可以藉由檢測基因，看看你是否有乳糖不耐症、是否有耳屎的困擾、甚至是否喜歡球芽甘藍。實際上，真的有個基因跟喜歡球芽甘藍有關。假設你不喜歡球芽甘藍好了，你可能有那個基因，也可能沒有那個基因。雖然基因型是決定表現型的主要因素，但依然有其他因素存在：也許是父母讓你不喜歡球芽甘藍，也許你只有在高中自助餐廳熱食部吃過，也許你從來沒嘗過細心烹調的球芽甘藍——新鮮採收、略微蒸過後用大蒜、芥末和核桃翻炒（我三十歲前居然都沒吃過這種球芽甘藍，真是抱歉啊老媽）。但若你不喜歡球芽甘藍，真的會在意這是受基因或環境的影響嗎？而若你剛好喜歡球芽甘藍，卻發現自己缺乏相關基因，就會從此不吃球芽甘藍嗎？遺傳學家率先指出，表現型比

基因型來得重要 [3]。

異常基因並不等於疾病

　　若要檢測健康民眾的基因型，唯一具說服力的理由是預測未來的表現型，確切來說，即是否民眾會罹患特定疾病（或遺傳給自己的孩子）。但前述關於個人特質的原則，也可套用在疾病上。部分疾病單純取決於特定基因的存在與否，但大部分疾病都反映了基因、環境和機率的交互作用。社會大眾（有時醫生也是）可能會落入一項思考的陷阱：把基因異常和疾病劃上等號。的確，部分基因型幾乎能精準預測哪些人會有特定表現型，但其他基因型的預測能力實在牽強。基因型對於表現型的預測程度高低稱為外顯率（penetrance），即特定基因在群體中產生影響的頻率。

　　鮮少有基因異常的外顯率接近 100%。囊狀纖維化便是一個典型的例子，這項疾病通常在兒時出現，影響肺臟、肝臟、胰臟和腸道的黏液分泌。大部分的患者都活不過四十歲。囊狀纖維化屬於體染色體隱性遺傳疾病，若你從父母身上分別得到異常基因與正常基因，便成為帶原者而不會罹病。但若你不幸從父母身上都得到異常基因，就幾乎一定會罹病 [4]。

　　另一個確定是基因異常的例子為亨丁頓舞蹈症，這是好發於中年的退化性神經疾患，造成痙攣且無法控制動作，同時伴隨認知功能受損。目前尚無任何方法可以治癒。亨丁頓舞蹈症是體染色體顯性遺傳疾病：你只需要從父親或母親身上繼承一個異常基因就會罹病。在孟德爾遺傳學中，亨丁頓舞蹈症是另一個典型例子：外顯率將近 100% 的體染色體顯性遺傳疾病。

　　然而，大部分基因疾病的外顯率遠低於 100%。即使是跟乳癌相關的強大基因 BRCA1 和 BRCA 2 也僅能反映罹癌的風險而非罹癌的必然，其外顯率預估介於 30% 到 70% 之間[5]。確切來說，這是七十歲的罹病率，不是死亡率。因為這些預估值通常取自既有異常基因也有乳癌家族病史的女性，所以對於沒有乳癌家族史的女性，基因本身外顯率可能較低。而即使缺乏 BRCA1 和 BRCA 2，也不代表你不會罹患乳癌。實際上，你的罹病風險依然高於平均（七十歲罹患乳癌的機率大約為 10%）因為超過 95% 的乳癌跟 BRCA 基因無關[6]，反而屬於偶發性質，取決於其他風險因子的交互作用與機率[7]。

　　許多疾病基因的外顯率更低。疾病基因外顯率有個區間，包括必定導致罹病的基因、高外顯率基因和低外顯率基因。我們對基因體的認識愈深，就愈容易發現高外顯率的基因相對罕見，大部分遺傳資訊跟罹病的關聯不強。

　　這個外顯率區間逐漸開始影響遺傳學家用來描述基因的語言。有些專家認為，「基因突變」一詞隱含著必然，所以應該用來形容高外顯率基因；至於低外顯率基因，遺傳學家偏好「基因變體」和「基因畸變」二詞[8]。金字塔底層的基因變體外顯率過低，我們得綜合不同變體（位於基因體的不同點）的檢測結果，才能較為可靠地針對表現型進行預測。

　　我們對基因體的認識日漸增加，但大部分都是關於低外顯率的基因變體，背後原因很單純：數十年來，我們對必定致病基因已十分清楚，不必判讀 DNA 來了解囊狀纖維化和亨丁頓舞蹈症

圖 9.1 疾病基因外顯率區間

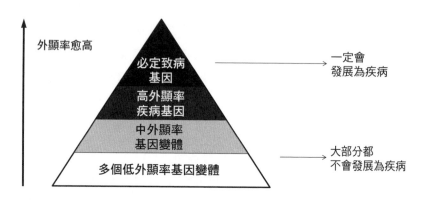

的遺傳機制，因為兩者分別在一九三〇年代和一八七〇年代就已
被推論出來[9]。必定致病基因宛如遺傳學垂手可得的成果，單單
研究家譜就可以清楚推得。假如你的父親、祖父、三分之二的兄
弟、半數表親都有罕見疾病，該疾病顯然就是以遺傳為基礎。現
今，我們發現的疾病基因極不明顯，相關遺傳機制從家譜中看不
出來，只有在納入數百人、甚至數千人的縝密大型研究中，才看
得出影響。

　　過度診斷和外顯率呈負相關。基因外顯率愈低，過度診斷率
愈高，因為大部分具有低外顯率基因的人，其實並不會罹病。

案例研究：影響鐵代謝的遺傳疾病

　　血鐵沉積症是一種遺傳疾病，造成飲食中鐵質的過度吸收。
多餘的鐵會在體內各處累積，包括心臟、肝臟、胰臟、腎上腺和肌肉骨骼系統。這是我們在醫學院最不想認識的疾病，因為有太多可能的表徵。患者可能會出現心臟衰竭、肝硬化、糖尿病、腎上腺機能不足、關節炎或單純全身無力。而許多其他疾病都可能導致類似的問題。身為醫學系學生，我們覺得血鐵沉積症的一切既複雜又模糊，因為它跟太多症狀有關，幾乎必定會出現在患者可能診斷的清單上。正是因為有血鐵沉積症這類疾病，不少初出茅廬的醫生才會想避開龐雜的內科，專攻心臟科或外科，以處理較單純的問題。

　　但至少血鐵沉積症的治療並不複雜。若你想減少體內的鐵質，只要幫患者放血就好。沒錯，從過去到現在，血鐵沉積症的標準治療方式都是放血。放血療法在醫學史上有段不光彩的過去。一千多年來，醫生從患者身上抽取大量血液，深信此舉能治癒各種疾病。實際上，失血對於幾乎所有患者來說都不是好事[10]——除非患者罹患了血鐵沉積症。放血之所以有助血鐵沉積症患者，原因很簡單：紅血球的的鐵含量很高。放血療法逼迫身體製造更多紅血球，而製造紅血球需要利用體內現有的鐵，進而降低體內的鐵含量[11]。因此，血鐵沉積症的治療沒有太多歧見，但血鐵沉積症的診斷卻莫衷一是。

　　一九三〇年代，醫學界首度確認血鐵沉積症是遺傳疾病，大約六十年後才找到確切的基因缺陷[12]。其實可能引發血鐵沉積症的基因突變不只一種，但最常見的 C282Y 是在一九九六年發現。C282Y 的遺傳機制很值得玩味，這個出現缺陷的基因所指示生產的蛋白質，專門調節體內含鐵量。 由於血鐵沉積症是體染色體隱性遺傳病，因此你得分別從父母身上得到基因缺陷，就跟囊狀纖維化的遺傳機制一樣。正常基因與可能致病的變體有幾乎一模一樣的組成分子，將近一萬個分子中只有一個不同——G 被 A 所取代。據信，這項缺陷源自大約兩千年前歐洲西北部一名維京人祖先的基因突變，非但不影響繁衍，反而還可能具有抵抗鐵質不足的優點，尤其有益處於經期的女性。也許正因如此，該突變就一代代地保留了下來。

血鐵沉積症的基因檢測確實讓醫生的工作更加複雜。如**圖 9.2** 所示，如今我們得考量做出診斷的時機。應該要得知你的基因型後，立即做出診斷（基因型可能在你出生前，或甚至受孕當下就知道了）？還是等你出現鐵質過量的生化數值異常（無症狀表現型）？還是等你出現疾病症狀（即心臟衰竭、肝硬化、糖尿病、腎上腺機能不足、關節炎或全身無力）再診斷呢？

現有的三項可能診斷策略在醫學界掀起不少論戰，試圖找出唯一正確的方法。常見的診斷包括患者出現疲倦、全身無力、關節疼痛等症狀，隨後發現體內含鐵量過高。有些人提倡早期診斷：針對鐵質過量這個無症狀表現型進行篩檢。篩檢方法很簡

圖 9.2 可能診斷為血鐵沉積症的三個時間點

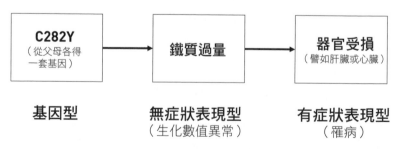

單，僅需要驗血來檢測吸收或儲存鐵質的蛋白質。有些人主張採取基因檢測：定期檢查民身上是否有 C282Y 或其他基因變體。由於這場論仗事關重大，因此美國預防服務工作小組決定提出建議。該小組在仔細回顧了醫學文獻後發現，跟囊狀纖維化不同的是，C282Y 這個基因並沒有 100% 的外顯率。實際上，該小組還坦承，外顯率本身的概念遠比想像中複雜：究竟外顯率指的是基因導致有症狀表現型（罹病）的機率，還是導致鐵質過量這個無症狀表現型的機率，實在難以判斷。

　　該小組考量了兩者的機率後，認為無論是基因型要導致無症狀表現型，或基因型要導致有症狀表現型，都屬於外顯不全，其中後者尤其如此。從父母身上得到 C282Y 的民眾中，不到半數出現鐵質過量的生化數值異常，而鐵質過量的民眾中，又不到半數臨床確診血鐵沉積症[13]。**圖9.3**呈現了該疾病更為精確的樣貌。

　　簡單來說，從父母身上繼承 C282Y 的四人中，大約三人不會罹患血鐵沉積症。因此，若我們針對這個基因型進行篩檢，

圖 9.3　血鐵沉積症外顯率

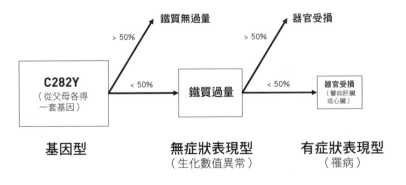

75% 具有基因異常的民眾會被過度診斷。

在此也許有人會合理地主張，若注定會罹病的那名患者明顯會受益於早期診斷，即使造成三名患者被過度診斷也沒關係。當然，我們也可以合理地主張，患者理應能決定是否要接受篩檢，也可以自行評估早期診斷疾病的潛在效益，與過度診斷的潛在危害，像是損失保險或無謂放血。但對於那名終究會得血鐵沉積症的患者，早期治療必定是明顯好於症狀出現後才診治；可是，該小組卻找不到任何早期治療有助這些少數患者的證據。而且血鐵沉積症相對罕見，真要找到一名受益的患者，大約得讓一千人接受基因檢測──這不僅導致三人遭到過度診斷，還會讓其他人因被誤診而虛驚一場。於是，該小組強烈反對篩檢，並在結論提到基因檢測的潛在危害超過效益。因此至少就目前來說，放血不會再度成為普及的療法。

開發常見癌症的基因檢測

血鐵沉積症是很罕見的疾病。時下如此多人熱衷於基因檢測並不要找到罕見疾病，而是要確認糖尿病、心臟病和癌症等常見慢性病的風險。目前，癌症似乎受到最多的關注。我們已相當清楚糖尿病和心臟病的高風險群。我們不必特地用基因檢測，就知道糖尿病常見的重大風險因子是肥胖、久坐和家族史；我們也不需要做心臟病的基因檢測，就知道重大風險因子是吸菸、高膽固醇、高血壓、糖尿病和家族史。但癌症可不一樣。常見的癌症重大風險因子只有吸菸，但只有部分癌症如此，而且非吸菸者也會罹患一堆癌症。

　　大部分的癌症似乎無規律可循，幾乎可說是隨機發生。雖然有些特定癌症基因會引發癌症，像是導致乳癌和卵巢癌的BRCA1 和 BRCA 2，以及導致大腸癌的家族性大腸瘜肉症基因，但整體來說，這些基因直接造成的癌症仍屬相對少數。大部分的乳癌、卵巢癌和大腸癌都無法立即找到背後的基因。其他癌症也是一樣。儘管如此，現在許多人十分熱衷於基因檢測（也投注許多資金），設法更精確指出常見癌症背後的潛在基因。這有何不可呢？這類研究似乎十分引人矚目。若我們可以確定哪些人可能罹患癌症，就能開始採取不同的處置方式，說不定可以挽救更多性命。

　　這項方法有兩個問題。首先，如何採取不同的處置方式有待商榷。我們是要更仔細尋找癌細胞，不顧篩檢伴隨的各種問題嗎？還是真的要採取行動──展開藥物治療或直接動手術嗎？真相是，這真的沒人說得準。即使想要研究出最佳的方法，需要追蹤數千名患者數十年才有可能。

　　第二個問題當然就是過度診斷。我們也許告知太多民眾他們是癌症高風險群了。他們不但會無謂地擔心受怕，還可能接受對自己有害無益的檢查與治療。

人們拚命尋找癌症風險

　　研究人員已採取不同策略來尋找促使常見癌症生成的基因。他們知道，癌症多半不會由單一基因引發（這類基因從家譜中就清楚可見），所以他們考量的是多個基因對癌症生成的影響。通常，他們不確定這些基因為何、在哪或甚至是否存在。但儘管不確定性這麼大，他們採取一項很聰明的做法，即尋找「snip」，這是縮寫「SNP」（Single Nucleotide Polymorphism，單核苷酸多型性）的讀法，這是整個 DNA 序列中單一鹼基的基因變體。因此，若大部分人都有一段 DNA 是 AATGGGC，你的那段卻是 AATTGGC，就代表有一個 SNP。

每個人的基因體都充滿了 SNP。有些是出現在基因中段，影響其功能（像是血鐵沉積症的 C282Y）。但大部分的 SNP 都在「垃圾 DNA」中，即目前認為無用的 DNA。部分垃圾 DNA 可能代表演化的遺跡，曾經有特定的功能，但現在不再有任何作用；部分可能是基因變異庫，說不定未來會派上用場；部分則可能具備我們目前不了解的功能。原來，我們的 DNA 大部分都屬於垃圾，所以就算我們基因型中有一大堆 SNP 也不大重要，因為大部分都不影響表現型[14]。

這些 SNP 相對容易找到。研究人員可以快速比對個別基因體，加以確認 SNP 的位置。它們就好像基因體上獨特的路標，可能攸關附近具有功能的 DNA（即帶有基因的那段 DNA）。這些 SNP 的型態宛如條碼，儘管大部分都沒有功用，其型態也許有助了解具功能的 DNA，以及罹患各種疾病的風險。為了確定 SNP 型態是否能預測癌症，研究人員比較了兩組對象的 SNP 型態，一組是數百名具有癌症的患者，另一組是數百名無癌症的民眾。接著，他們啟動了許多超級電腦，找出代表 SNP 最佳組合的公式以區分兩者。換句話說，你從大型群體蒐集了基因條碼，看看是否能寫出一個條碼公式，足以區分有癌症和無癌症的人。
這是非常吃重的統計工作，唯有當代電腦才辦得到。

案例研究：SNP 與攝護腺癌

　　這類的原型研究刊載於二〇〇八二月的《新英格蘭醫學期刊》[15]。最後結論是，綜合考量五個 SNP 便有助預測男性罹患攝護腺癌的風險。這項研究分別檢測了有攝護腺癌與無攝護腺癌男性身上的十六個 SNP。雖然先前已有研究人員發現這十六個都跟攝護腺癌有關，但這項研究顯示其中三個並無關係，同時凸顯採取此研究方法的重要前提：我們如今能判讀太多 SNP，導致有些是恰巧看似與疾病相關。別忘了，大部分的 SNP 都不具編碼功能，本身並不會造成癌症，而是統計上跟癌症相關，但統計相關性單純是隨機發生。所以在相信 SNP 與疾病的相關性前，最好有多項研究得到相同的結果。

　　研究人員繼續挑選了跟攝護腺癌強烈相關的五個 SNP。但若個別來看，這項研究中的每個 SNP（套用作者群的話）「都只與攝護腺癌中度相關」——意味著無論 SNP 代表哪個基因，外顯率都很低。因此，研究人員檢測多個 SNP 的綜合影響。結果呈現明顯的強烈相關性：具有四或五個 SNP 的男性罹患攝護腺癌機率增加 4.5 倍。研究人員對於工作成果興致高昂，在新聞稿中誇口「這類研究首次開發出臨床上可行的基因檢測」，並決定成立公司向社會大眾推銷這項檢測。

　　但他們的潛在客戶對於何謂「可行」，需要抱持些許合理懷疑的態度。這可能代表該檢測可以執行，也可能代表它值得嘗試。當然，我們有意驗證後者的說法，即使研究人員無此打算也一樣[16]。

假設你是具有不良 SNP 條碼的男性，即具有四個或全部五個 SNP。你得知自己得到攝護腺癌的風險多 4.5 倍，但比較基準究竟為何？原來，該研究中的對照組是不帶有任何 SNP 的男性。但 SNP 十分普遍，大部分人身上都有。對照組是少數五個 SNP 都沒有的男性。實際上，研究中沒有任何 SNP 的男性僅占 10%。若你想要有精確的風險評估，應該用一般男性當成對照組，而一般男性平均有兩個 SNP。

正如表 9.1 所示，用來計算風險程度的對照組至關重要。

因為這項研究的對照組成員是無 SNP 的男性，凡是有一個以上 SNP 的人罹癌風險都會比較大，所以你便誤以為有兩個 SNP 的男性罹患攝護腺癌風險加倍。但其實有兩個 SNP 的男性罹癌風險才是平均值。而我們真正感興趣的相對風險，則必須用

表 9.1　改變對照組與攝護腺癌風險

SNP 數量	相較於低風險男性（0 個 SNP）的攝護腺癌風險	相較於一般風險男性（2 個 SNP）的攝護腺癌風險
0	對照組	低 50%
1	高 1.5 倍	低 25%
2	高 2 倍	對照組
3	高 2.2 倍	高 1.1 倍
4 以上	高 4.5 倍	高 2.3 倍

平均值當成對照組來評估。唯有如此，其他檢測結果的風險增減才有意義，也沒有人的風險會增加 4.5 倍，而是如表格所顯示，最大的變化僅是平均男性風險加倍或減半。

　　當然，罹患攝護腺癌與死於攝護腺癌是兩碼子事。隨著攝護腺特異抗原篩檢的問世，我們開始探索潛藏於一般民眾身上的攝護腺癌，勢必會造成無謂的檢測與治療。換句話說，許多罹患攝護腺癌的男性並不會因此死亡。基因檢測不太可能解決這個問題。前述 SNP 研究中，部分罹癌男性的癌細胞生長極快，部分罹癌男性的癌細胞生長極緩。但 SNP 無法區分兩者的差異，也無法預測哪些健康民眾會提早出現攝護腺癌，或哪些患者的癌細胞已擴散到攝護腺外。SNP 同樣無法預測格里森分數（Gleason score）或 PSA 指數，前者是顯微鏡下癌細胞惡性度的病理評估，後者是癌症惡性度的生化數值。SNP 甚至無法預測哪些民眾有攝護腺癌家族史（這實在出乎意料，畢竟依常理判斷，基因體應該要有這項資訊）。因此，該檢測固然好像有助預測罹患攝護腺癌的風險，卻無法預測哪些人會得到可能致命的惡性攝護腺癌，或哪些人會得到一輩子都沒症狀的攝護腺癌。

　　以上檢測提供的風險資訊幫助不大。僅告訴男性有較高罹癌風險，只會導致更多過度診斷與過度治療。這些 SNP 無法告訴我們迫切需要的資訊：哪些男性屬於死於攝護腺癌的高風險群。

　　然而，後續研究說不定會找到一組能預測攝護腺癌死亡率的SNP。假設這項研究就有此成果。部分男性會得知自己死於攝護腺癌的風險倍增，部分則會得知風險減半。但目前為止，最普遍的檢測結果都是小幅度的風險差異：增加為原來的 1.1 倍、沒有變化或減少 25%。所有資訊（風險倍增或減半等等）都是相對的。相對風險是用來比較兩組不同群體的風險，效用取決於實際罹病人數、疾病本身罕見與否。你用來倍增的數值可能很大也可能很小。絕對風險指的是固定期間的平均罹病風險。**表 9.2** 簡單整理這兩項風險指標，以及一項特定的絕對風險：終身風險。

表 9.2 相對、絕對和終身風險

衡量指標	說明	範例
相對風險	最常見的風險呈現方式；其實是兩項絕對風險的比（A 相對於 B）	X 先生的攝護腺癌死亡風險是平均男性的二倍
絕對風險	某事發生的機率（或然率）。完整的絕對風險必須包括或然率所指時程	一般五十歲美國男性未來十年死於攝護腺癌的機率是千分之一（即 0.1%）
終身風險	特定一段時間內（後半輩子）的絕對風險	一般美國男性死於攝護腺癌的終身風險是 3%

一般美國男性過了一輩子，攝護腺癌死亡的絕對風險（終身風險）大約為 3%，即有 3% 的機率死於攝護腺癌。假設我們有項基因檢測能預估攝護腺癌死亡率，可能會出現以下情況：若你有四個以上 SNP，終身風險是 3% 的 2.3 倍，即 6.9%；若五個 SNP 你都沒有，終身風險是 3% 的一半，即 1.5%。

無論你有多少個 SNP，死因非攝護腺癌的機率絕對會大於 90%。

假設有名二十多歲的男性得知自己有四個以上 SNP。他應該有什麼不同的對策？6.8% 的終身風險是否有必要治療、採取預防性的攝護腺切除手術？有鑑於性功能障礙的風險，大部分年輕人很可能會避免這個選項。他應該開始荷爾蒙療法嗎？最好不要，以免導致勃起功能障礙或男性女乳症。所以他只剩一個選項：接受 PSA 篩檢，設法及早發現疾病。但真相是，我們依然不確定 PSA 篩檢是否能降低攝護腺癌死亡率。儘管如此，許多男性（和醫生）對此深信不疑。但若你對篩檢有信心，想必無論癌症死亡率是 6.8% 還是 1.5% 或介於兩者之間，都會持續接受檢測吧？而若你不相信篩檢，擔心 PSA 篩檢伴隨的過度診治問題，這些風險的細小變化會改變你的想法嗎？基因檢測的主要侷限是，檢測結果對未來罹病死亡的機率，充其量僅有相對微幅的影響，但不足以改變你會有（或應該有）的行為。

「現在該怎麼辦？」

有了基因檢測提供的資訊後，後續要採取什麼行動是很關鍵的問題。想像一下，現在有名二十歲的女性首度接受基因體掃描。她的相對風險分析顯示，卵巢癌風險上升四倍、肺癌風險降低，而乳癌風險增加仍有爭論。她的心臟病風險也跟著上升，還有能同時增加和降低黃斑部病變風險的基因變體。我們空有一大堆資訊，卻不曉得應該有何處置。現在該怎麼辦？有些人可能主張，首先要處理增加四倍的卵巢癌死亡率，也許可以考量切除卵巢。有些人會指出，卵巢癌的絕對風險其實很小。一般女性的卵巢癌終身死亡率大約是 1%，因此這位女性的終身死亡率也僅有 4%。有些人可能認為，心臟病還比較可能是死因，儘管她的風險僅是平均值（一般女性的心臟病終身死亡率超過 20%）。切除她的卵巢後，雌激素分泌失調，只會增加心臟病的風險。可能會有醫生建議她在切除卵巢後，展開雌激素替代療法[17]。但想必也會有其他人指出，這項手術只會增加她罹患乳癌的風險。這些種種不確定因素，加上沒有肺癌基因畸變，導致她忍不住開始吸菸。

那該怎麼辦才好呢？她開始吸菸是不智之舉，我想這恐怕是所有醫生唯一的共識。諷刺的是，若基因檢測顯示個人的特定疾病風險低於平均值，也會帶來其他問題：這個人可能會誤以為自己免疫，因而忽略了最重要的健康行為。那該如何看待這項資訊的其他數值（嗯，其實我們並不知道）。

我們解讀基因體的能力，遠遠超出判斷醫療干預是否恰當的能力。畢竟，遺傳風險只是疾病生成的眾多因素之一（別忘了，先天、後天和運氣都要納入考量）。因此，雖然醫療干預可能幫助一些注定會罹病的民眾，勢必也會導致其他永遠不會罹病民眾，或永遠不會出現症狀的民眾，預先接受不必要的治療。

遺傳資訊該如何處置是曠日費時的學問，需要投入橫跨數十年的大型研究，每個基因變體都要有數萬名民眾參與，分成接受醫療干預組與無干預組。對於某些基因的變體，也許能證明醫療干預的價值；但對於某些變體，干預的結果只會弊大於利。一般來說，這類研究結果往往會模稜兩可，研究人員則會呼籲進行更多相關研究。但真的不必期待得到答案。我們可能永遠都不知道如何把基因檢測結果應用於醫療上，因為醫學界汰舊換新的本質，很難讓人有得到答案的一天。醫學理論鮮少數十年不變，而長期研究往往也需要數十年。疾病定義不斷改變、治療方法日新月異，共同造就了一個困境：臨床實務的觀念與技術來來去去的速度，遠遠超過臨床科學找到標準答案的速度。唯一可以確定的是，過度診斷是基因檢測的固有問題。

檢測癌症基因體為何解決不了過度診斷的問題

　　目前為止，我的討論只著重於特定個人基因體的檢測，設法預測其罹患特定疾病的機率。然而，如今有許多人熱衷於檢測個別癌症的基因體（不是患者自己的基因體），而是身上癌細胞的基因體，因為癌症的基因體跟宿主並不相同。別忘了，正是基因的突變導致癌症生成。

　　有些人認為，我們可以將個別癌症內所有遺傳資訊解碼，這就能讓我們決定哪些癌症屬惡性又恐致命、因而有治療必要，哪些癌症永遠不會引發問題、最好不予理會。這項方法看起來能解決過度診斷的困境，讓我們得以治療危及生命的癌症，但這個想法固然值得期待，卻面臨許多重大的阻礙。

　　原來，大部分類型的癌症都有不只一種基因突變的型態，遠遠不只一種。想要準確預測任何癌症特定一組基因突變的預後，就需要觀察具有相同型態的多種癌症。但可能的型態實在千變萬化，擁有相同型態的癌症數量遠遠不足。美國癌症研究院最近一次會議中，一則報告的標題便充分表達了不同癌症基因變異的問題：「五萬顆腫瘤、四萬種畸變」[18]。殘酷的現實是，癌症內的遺傳資訊可能變異太大，無法預測任何單一癌症的未來發展。

　　同樣地，想要準確預測癌症患者的預後（即了解哪些是非侵襲癌，最好不要做任何處置）我們就要觀察無數確診癌症的患者，不提供他們任何治療。這類研究已有人做過，大部分是針對攝護腺癌的研究。但每類癌症與每項突變型態，都要招募到足夠患者，他們還得願意長時間放棄治療，才能確實顯示癌症的變化過程。

　　但若我們有足夠的癌症和自願參與的患者，足以預測每個突變型態的未來發展。我們仍然會遇到另一個問題：癌症基因體可能會改變。實際上從許多方面來看，不斷改變的基因體正是癌症一項特徵：癌細胞迅速分裂，隨機複製基因體，久而久之，便累積愈來愈多突變。由於癌症基因體本質就不穩定，今天你的癌症基因體檢測結果，可能會跟明天的不一樣，因此癌症的預後也很可能改變。癌症就如同所有疾病，不能只看基因而已：相同的 DNA 在不同環境中可能製造出不同表現型。癌症的狀態不只反映了基因體，也反映了其生存環境的某種樣貌（即宿主體內的環境）。因此，即使我們能完美解讀癌症的基因體，也能預測它未來的變化，仍舊得面對一套截然不同的未知數。

　　我想要澄清一下：癌症基因體檢測在特定情境中有其效用。說不定，某些癌症有一小部分的基因變體對未來風險的影響夠大，讓我們足以辨識並加以運用。然而，我猜這類遺傳資訊主要會影響治療要多積極的決定（譬如是否應該在手術後化療）。想要避免患者被過度診斷後接受無謂的治療，我們所需的檢測得解決更基本的問題：我們需要治療嗎？

　　我們多數人的表現型都屬正常，但每個人幾乎都有基因異常，可以歸類於某某疾病的高風險群。因此，迎接個人基因檢測的新世界，可能會讓我們全都成為患者，伴隨過度診斷這項重大威脅。科學家很可能已找到所有會導致特定疾病的基因，像是囊狀纖維化和亨丁頓舞蹈症，也可能找到了大部分可當成疾病預測因子的基因（雖然準確率不是百分之百），像是 BRCA 基因。現今，科學家主要在尋找影響力甚小的基因變體，而它們只會讓得到癌症、心臟病、糖尿病、老年黃斑部病變等疾病的可能性微幅增減。我們究竟在預測什麼，有時並非那麼清楚，而預測後該有何作為，就更摸不著頭緒了。

　　當然，過度診斷的影響直接取決於我們如何運用該資訊。若我們誰都不說，就沒有人會採取不同做法，也就不會有任何問題。但檢測就會失去意義。也許，我們可以忽略所有細微的風險變化，只轉達少數重大的異狀。如此一來，我們就能專心研究哪些醫療干預真的能幫助高風險群。

　　雖然這是最理想的情況，但我擔心這並不會發生。問題就在於，遺傳資訊實在很難置之不理。一旦你知道自己健康有異狀，就會有採取行動的龐大壓力。而若你不清楚該怎麼辦，這類資訊八成會導致一連串任意的干預，效益無人知曉、危害出人意表，更別提這類資訊可能讓許多民眾擔心自己的健康。

　　但把疾病風險告知健康的民眾，真的能打造出健康的社會嗎？年輕人還有這麼多年可活，卻設法找出自己可能的死因，真的是健康的心態嗎？而基因檢測根本不必等到二十歲才開始，小孩就可以接受檢測了（好比膽固醇篩檢），甚至當成產前檢測的一環。我們也有理由相信，一個人可能在出生前就確定未來的死亡風險[19]。說來諷刺，到頭來最健康的一群人，也許會是對 DNA 毫無所知的胎兒。

注

1.　二十歲的小女（她還好心幫我校對第九章內容）認為，這裡應該再加上另一句話：「想當然耳，我一直到二十五歲才交了第一個女朋友。」

2.　Fiscal Year 1999 President's Budget Request; statement by Dr. Francis S. Collins, director, National Human Genome Research Institute, before the House Subcommittee on Labor, Health and Human Services, Education and Related Agencies, March 12, 1998

3.　若要了解臨床醫學上，我們對於這點為何有所混淆，可參考以下網址：www.beacon.org/overdiagnosed的文章More Depth: Phenotype, Genotype, and Blood Clots

4.　但即使是囊狀纖維化這個簡單的疾病，實際的狀況仍比文中說明來得複雜。原來，不只一種基因突變會導致囊狀纖維化，而有些突變會造成更嚴重的病況（有些突變的效果甚至會受到環境因素影響）。因此，雖然就胰臟酵素分泌不全（抑制消化）來說，所謂嚴重基因型的外顯率將近100%，但其他問題的外顯率可能較低，像是胎便腸阻塞、肝病和糖尿病，參考：R. Dorfman and J. Zielenski, "Genotype-Phenotype Correlations in Cystic Fibrosis," in A. Bush, E. W. F. W. Alton, J. C. Davies, et al., eds., Cystic Fibrosis in the 21st Century (Basel, Switzerland: S. Karger, AG, 2006), 61–68

5.　參考：S. Chen and G. Parmigiani, "Meta-analysis of BRCA1 and BRCA2 Penetrance," Journal of Clinical Oncology 25 (2007): 1329–33

6.　參考：J. Peto, N. Collins, R. Barfoot, et al., "Prevalence of BRCA1 and BRCA2 Gene Mutations in Patients with Early-onset Breast Cancer," Jour-

nal of the National Cancer Institute 91 (1999): 943–49

7.　有幾項風險因子跟罹患乳癌率增加有關，包括年紀較長、家族病史、初經較早、沒有小孩、晚生第一胎等等。欲計算個人風險，造訪：http://www.cancer.gov/bcrisktool

8.　真實情況遠比文中描述得複雜。「疾病基因」之類的詞經常在媒體中出現（像是乳癌基因），因此我才會加以使用。但遺傳學家對此詞卻不以為然，指出「基因」應該是指為特定蛋白質編碼的一段 DNA，本質上並沒有所謂疾病的基因，而是基因的 DNA 序列改變可能導致疾病。這類改變可能稱為「突變」或「變體」，雖然兩詞意義相同，但前者感覺較為嚴重，我們傾向不予使用。較直接的方式可能是用「疾病基因型」形容高外顯率的突變／變體，用「易染病基因型」形容外顯率較低的突變／變體。用字遣詞實在不容易啊……

9.　參考：D. H. Andersen, "Cystic Fibrosis of the Pancreas and Its Relation to Celiac Disease: A Clinical and Pathological Study," *American Journal of Diseases of Children* 56 (1938): 344–99; and G. Huntington, "On Chorea," *Medical and Surgical Reporter: A Weekly Journal* 26 (1872): 317–21 (available at http://en.wikisource.org/wiki/On_Chorea)

10.　我也得說，少量適度的放血也是件好事。我都把這當成是給身體一點機會針對失血因應，包括調度體液來維持血壓，以及製造新細胞。這做起來很簡單又沒有成本，還有免費的東西吃，只要到你當地的捐血中心捐血即可。

11.　若中度失血又無血鐵沉積症，反而會造成鐵含量不足。這會讓身體製造紅血球的能力受阻，得到所謂的缺鐵性貧血。要避免此事發生，通常會讓中度失血的患者服用鐵劑。

12.　A. Pietrangelo, "Hereditary Hemochromatosis—A New Look at an Old Disease," *New England Journal of Medicine* 350 (2004): 2383–97

13.　E. P. Whitlock, B. A. Garlitz, E. L. Harris, et al., "Screening for Hereditary Hemochromatosis: A Systematic Review for the U.S. Preventive Services Task Force," *Annals of Internal Medicine* 145 (2006): 209–23

14.　若想更了解 snip，參考：http://www.ncbi.nlm.nih.gov/About/primer/snps.html

15.　S. L. Zheng, J. Sun, F. Wiklund, et al., "Cumulative Association of Five Genetic Variants with Prostate Cancer," *New England Journal of Medicine* 358 (2008): 910–19.

16. 我在此針對這項攝護腺癌基因檢測提出的問題，最初刊登於《華盛頓郵報》一篇文章中，參考 H. G. Welch, "A Test You Shouldn't Jump At: A Genetic Test for Prostate Cancer May Boost Worry, Little More," *Washington Post*, February 19, 2008

17. 在此情況中，無論是切除卵巢對心血管風險的影響，或是雌激素替代療法的價值，都有其不確定因素，參考：R. A. Lobo, "Surgical Menopause and Cardiovascular Risks," *Menopause* 14 (2007): 562–66. 但可以確定的是，部分醫生會給予這些建議。

18. H. H. Heng, "Cancer Genome Sequencing: e Challenges Ahead," *BioEssays* 29 (2007): 783–94

19. 其實，這項技術已成為事實，稱為「胚胎著床前基因診斷」（PGD）。父母若帶有可能罹患特定疾病的性狀，通常都會接受此診斷。在實驗室中，將取自父母精卵結合成受精的胚胎，每個胚胎都接受基因檢測，唯沒有缺陷基因的胚胎才植入母親子宮。換句話說，這就是基因篩選。這項方式已用來篩選沒有囊狀纖維化的胎兒，因為該症狀在生命形成之初就看得出來。但近來在英國，基因篩選被用來挑選沒有 BRCA1（所謂乳癌基因）的胚胎。這當然屬於積極的篩檢，但不幸的是，儘管做過了 PGD，沒有 BRCA1 的女孩罹患乳癌的風險依然未低於平均值。

第十章
認清事實

　　許多健康篩檢相關的宣導只是換湯不換藥；無論形式為何，全部都在提倡相同的觀念：努力找出可能的異常是維持健康的不二法門。有時，這類宣導訊息的確是立意良善：疾病防治團體和醫生建議民眾接受篩檢，因為他們認為這才是正確的決定。有時，這些訊息是出於自利的動機：醫療相關企業、醫院和部分醫生之所以建議民眾篩檢，是因為他們自己靠這項服務賺錢。但無論背後動機為何，你真正需要了解的是，這些宣導是否有鐵錚錚的事實佐證。

　　首先，我應該告訴你血淋淋的現實：想找到事實佐證是緣木求魚。原因在於，大部分健康民眾近期（甚至終身）都不會罹患我們企圖早期診斷的疾病，所以要針對少數會罹病的民眾，獲得早期檢測價值的相關資訊，就需要長時間追蹤許多健康民眾。而大型長期研究所費不貲，各項成本都很可觀：以乳房攝影的隨機分配試驗為例，招募五萬名女性，追蹤她們超過十年，就得花費數千萬美元。不意外的是，這類大型研究並不多，儘管這才是該做的研究。我們不願花數百萬來研究早期檢測的價值，卻寧願在不清楚效益的情況下，花數十億接受早期檢測。

但由於現在經過證明的事實並不多，務必要認清自己是否遭誤導，一般人知道的可能比自認得少很多。許多關於早期檢測的資訊（廣告、公共服務宣導、衛教網站和甚至新聞報導）都容易誤導民眾，往往誇大了你面臨的風險，設法嚇得你採取行動。若早期檢測的效益仍未可知，推動檢測的機構通常會假定有益；若已知確實有效益，他們通常會加以誇大，明明「X降低Y的風險」才精確，卻運用「X可以避免Y」當成宣傳口號。最容易誤導人的是經常誤用存活率統計，像是五年間和十年間存活率，但就早期檢測來說，這些數據已知會產生大幅偏誤。而特定篩檢的宣導資訊經常包括渲染力強大的個人故事：因為早期診斷而救回一命的民眾。但這些資訊沒揭露的另一項可能是：這些人也可能受到過度診斷。

這些針對社會大眾的宣導資訊，看似充滿了不容置喙的樂觀事實，其實很可能只是假象，用意是傳達早期檢測有其效益，而不是中肯地利弊並陳。

滴水不漏的全新篩檢

我們先看看新英格蘭當地報紙刊登的一家醫院廣告。圖片中，一名貌似三十多歲的年輕女性若有所思地凝視，雙臂交疊、略帶警戒，也許在擔心醫生剛告知的消息。廣告文字得意地表示：

「本院檢查得出『不存在』的乳癌。」

發現不存在的癌症真的是好消息嗎？這家醫院的行銷部門想必如此認為。但這種檢測出的異常中，又有多少是過度診斷呢？檢查出「不存在」的乳癌，很可能意味著標準檢查（像是乳房攝影）找不到癌細胞，但另一項檢查（像是對比增強的MRI）卻能找到，所以病灶必定是很難發現的微小異常。假如連乳房攝影都能找到不會引發症狀的癌細胞，不妨想像一下 MRI 能找到多少異常。

這就要回到我們看待癌症篩檢的原則。雖然一般人以為找到愈多癌症的篩檢愈好，但真正的目的並非找到更多癌症，而是要拯救人命。想知道篩檢是否救命，唯有實施隨機分派試驗。一般人很容易忘記這點，以為只要技術找到愈多癌症，就會拯救愈多性命，這種心態正中行銷人員的下懷，千萬不要落入陷阱。

嚇人的故事

現在，想像你在翻閱雜誌，剛好看到一則非營利基金會的廣告：在一幅似乎自己畫的肖像中，一名長髮飄逸、有著深邃藍眼的年輕女性似乎心情愉悅，她寫了一段文字：「這不可能發生在我身上啦。我每天早上都到健身房運動、走路上班，也不會煩惱工作上的壓力。」再來是宣傳標語：

「艾莉西亞・福克斯，二十一歲，確診甲狀腺癌前一天。」

這太可怕了。一名健健康康的年輕女性，診斷出甲狀腺癌的前一天還渾然不覺。這不僅讓你害怕自己會罹患甲狀腺癌（畢竟可能有了也不曉得）還暗示幾乎沒有人不害怕，底下還有一行字：「自信會要你的命。不管自認多健康，甲狀腺癌一視同仁，任何人均可能罹患，你也不例外。」最後建議「請醫生檢查你的脖子。」

這類廣告共有一整個系列，但都不大著墨於甲狀腺癌本身，也沒說到早期檢測的優缺點，反而喚起民眾心中的恐懼，讓你以為只有採取行動才有益健康。假設你想要更多資訊，結果上網後發現一個關於甲狀腺資訊的網站，是由美國內分泌學會（American Society of Endocrinologists）提供[1]。你因而得知，「甲狀腺癌在美國的發生率飛速成長，卻也是極容易治好的癌症。」

這段文字反映出兩件事：一、甲狀腺癌是大問題（「在美國的發生率飛速成長」）。二、我們可以解決問題（「極容易治好的癌症」）。「大問題」和「可以解決」擺在一塊，似乎就可以推論出有理由篩檢。

文字前半段其實沒說錯：就新病例的成長速度來說，甲狀腺癌在美國的發生率確實成長快速，但依然相對不太普遍：未來十年內，不到千分之二的人會被診斷出甲狀腺癌[2]。凡是對公共衛生有基本概念的人，都不會認為甲狀腺癌對美國人是愈來愈大的威脅。過去三十年來，甲狀腺癌死亡率並無變化，所謂愈來愈大的威脅並非來自甲狀腺癌，而是甲狀腺癌的過度診斷。

文字後半段（甲狀腺癌是「極容易治好的」癌症）更會產生誤導。的確，相較其他癌症患者，甲狀腺癌患者的復原狀況十分良好，但「治好」一詞會讓人覺得是因為醫療。但當你考量過度診斷的可能，就會找到另一層解讀——對部分人來說，根本沒有治療的必要。

但你仍繼續讀下去：「幸好，只要早期診斷，由熟悉該癌症的醫生治療，大部分的甲狀腺癌預後非常良好。」

現在很清楚了，降低甲狀腺癌死亡率的關鍵（換句話說，想確保「預後非常良好」）就是早期診斷和良好醫療照護。為了怕讀者漏看重點，最後通常還會用患者的親身經驗來說明，例如以下的故事[3]：

> 一切要從二○○八年說起。蜜雪兒因為耳痛去做檢查，耳鼻喉科醫生注意到她的喉嚨有個腫塊，並且根據驗血報告，建議蜜雪兒做切片檢查。
>
> 蜜雪兒說：「醫生注意到腫塊，純粹是我運氣好，畢竟耳朵痛通常跟甲狀腺無關，我的甲狀腺也沒特別大，就決定聽從他的建議。」

耳痛並不是甲狀腺有異常的症狀。儘管如此，蜜雪兒仍然接受頸部觸診，看看甲狀腺的狀況；換句話說，她等於做了篩檢。檢查結果發現甲狀腺癌，故事繼續下去：

> 雖然是早期的癌症，蜜雪兒還是很害怕，便打電話給住在費城的母親。蜜雪兒回憶起這段往事說：「我覺得我媽應該會知道怎麼辦。」她整個禮拜都過得很「恍神」。母親安排她到福斯雀斯癌症中心（Fox Chase Cancer Center）治療。

在五個小時的手術中，外科醫生開刀切除了她的甲狀腺。

術後過了一個月，蜜雪兒接受放射性碘（RAI）治療。後來，她開始服用合成甲狀腺素，替代自己缺乏的甲狀腺素，同時治療甲狀腺癌。

「整個過程中比較難的就是穩定甲狀腺，因為甲狀腺控制了新陳代謝。」

「我覺得身體狀況很好。」

蜜雪兒跑了生平第一場鐵人三項賽事，還替白血病暨淋巴癌學會籌得大約四千美元，得以舉辦二〇〇六年九月的活動。

「我也當起志工，幫助被診斷出甲狀腺癌的婦女。」蜜雪兒說，「許多人聞癌色變，卻不曉得癌症其實可以治療。我分享自己的故事，希望能給她們一些力量。」

以上的故事說得動聽，但其實完全沒提到甲狀腺癌早期檢測的價值，不過倒是看到了她接受治療後的副作用——切除甲狀腺後，甲狀腺素替代療法不容易達到穩定。但故事中找不到可靠的事實，難以幫助我們決定是否該做甲狀腺癌篩檢。

即使沒有可靠的事實，該網站傳達了說服力十足的要點：你應該找醫生檢查自己的甲狀腺。其實「甲狀腺癌」一詞可以用許多疾病取代，基本的論點依然不變——接受篩檢確認是否罹病，這樣才「安全」。

但若蜜雪兒的癌症根本不會惡化呢？那她的手術與術後治療等於白忙一場。當你正視過度診斷的可能，早期檢測似乎就不太安全了。這類早期診斷宣導都伴隨一些問題。首先是未區分疾病氾濫和診斷氾濫，再來是假設患者恢復狀況良好是因為治療有效，而不是因為本來不治療也會恢復，另外就是用個人經驗取代牢靠的事實。

美國內分泌學會網站指出，甲狀腺癌在美國的發生率飛速成長，不難理解讀者可能誤以為該疾病真的氾濫。但這更可能代表診斷的氾濫。雖然被告知罹患甲狀腺癌的民眾確實增加許多，但這不見得意味著該疾病的負擔加重，也不代表更多人出現相關症狀、併發症或死於甲狀腺癌。這可能反映了診斷技術的改變：發現不需要被發現的異常（諷刺的是，甲狀腺癌發生率上升這麼快，說不定正是該學會積極推動篩檢的緣故）。一般人不容易區分疾病氾濫和診斷氾濫，但一旦體認部分疾病的流行其實肇因於醫療，至少可以指出一些問題。以甲狀腺癌為例，研究人員已發現，現有證據都顯示當前是診斷氾濫：甲狀腺癌的確診率快速上升，但死亡率沒有增加。

早期檢測後的狀況良好，可能較不能代表早期檢測的價值，而是反映這類異常的自然進程。大部分甲狀腺癌患者的預後良好固然值得開心，但早期診治後的恢復良好，不見得像網站所宣稱，可以歸功於早期診治。有鑑於甲狀腺癌過度診斷的情形所在多有，許多患者的健康狀況良好是因為本來就不會惡化。單單陳述早期診斷後的有利結果，堪稱最常見的篩檢宣導伎倆，通常還會輔以統計資料佐證：患者存活率。這些可能是醫界最容易誤導民眾的數據。

個人經驗是很有效的誘因，但完全沒釐清早期診治的價值。

蜜雪兒的健康良好當然是好事一樁。大家都喜歡故事有個快樂的
結局，而一般人容易受到各式各樣的故事吸引，記者就要學會利
用故事替文章開頭。結果就是，新聞和娛樂媒體充斥著個人故事
（本書也有納入幾個故事）。有名有姓的個人故事可以成功地把抽
象概念變得活靈活現，但這不是決定早期診治是否有益的方式。
表面上因篩檢而救回一命的人，可能起初根本不需要治療；表面
上因沒篩檢而死亡的人，可能患有無法治療的惡性癌症，也許初
期檢測不出來或治療了也不會有效。無論個人經驗是感謝篩檢救
命或缺乏篩檢喪命，背後用意都一樣：篩檢無價。每當你聽到這
類故事，想想其實還有**表 10.1** 列出的解讀方式：

表 10.1　二則故事、原先意涵與另一解讀

	好結局	壞結局
常見案例	貝蒂接受篩檢後發現疾病，如今健康情況良好，常鼓勵他人早期篩檢。	比爾無視醫生要他篩檢的建議，如今罹病末期（或已死亡），自己（或家人）後悔莫及。
原先意涵	凡是接受早期檢測，就可避免罹病的後果。篩檢救命、立即篩檢。	患者原本可以透過早期檢測避免罹病。篩檢救命、立即篩檢。
另一解讀	1. 貝蒂可能原本就不必接受診斷（即她被過度診斷）。 2. 貝蒂出現症狀再確診，可能健康情況同樣良好（不必提早當患者）。 3. 貝蒂的故事尚未結束。儘管有了早期診斷，她最後依然可能死於該病（或受病痛折磨）。	1. 比爾即使做了早期檢測，也可能找不到疾病灶。 2. 比爾的疾病即使有早期發現，也可能也影響不了治癒率。

有鑑於此，不難替蜜雪兒的故事想出完全不同的版本（注意：所有引言都是患者對自己甲狀腺癌療程的真實描述，是該網站上的公開資訊）。

蜜雪兒因為耳痛就醫，但耳鼻喉科醫生並未專注於她的主訴，反而讓她做甲狀腺癌篩檢。他覺得自己在蜜雪兒的頸部摸到腫塊。

蜜雪兒一頭霧水。她本來希望醫生解決耳痛的毛病，現在卻被告知需要做甲狀腺切片。醫生描述完甲狀腺癌末期可怕的後果（和治療）後，她覺得自己只能聽從建議。

不知不覺間，她歷經了五個小時的手術，一位頭頸外科醫生不僅切除了她的甲狀腺，還切除了她的脖子裡七十八個淋巴結。

術後過了一個月，蜜雪兒仍然感到脖子痠痛、聲音有氣無力，後來得知手術可能沒完全切除甲狀腺，需要做放射性碘治療，消滅剩餘的甲狀腺組織。

為了做好治療前的準備，她得持續兩週的無碘飲食，代表不能食用任何乳製品。「看了飲食指示，我真的覺得自己什麼都不能吃了。」她住院接受治療，放射師拿來一個蛋型鉛盒，附有小玻璃瓶，裡頭有顆紫色藥丸。

「他用鑷子把藥丸放到一個小杯中，叫我拿起杯子、配大量的水服藥。我吃完藥，他就迅速離開病房，大概是不想被輻射影響吧。要是我不用治療癌症，也會有一樣的反應。過了五分鐘，放射師走到門邊，拿著一個特殊裝置，叫作蓋格（Geiger）輻射偵測器，測量我的輻射值。」

「接下來整整七天，我必須避免跟任何人接觸，包括我先生、我家狗狗，幾乎什麼都不行。」

由於她無法自行分泌甲狀腺素，因此必須服用合成甲狀腺素。起初，她的體重一直掉。她發現自己時常流汗、心跳加速，把症狀告訴醫生後，才發現是服用太多甲狀腺素了。減少劑量後，她的體重回升，卻又增加太多，動不動就便秘、感到疲倦。醫生又換了中等的劑量。

「我現在曉得當我的甲狀腺機能低下（甲狀腺激素太少），身體系統就會失靈。我疲倦到沒有體力撐過一天。患有甲狀腺機能低下症真的很慘，對於擺脫不了甲狀腺機能低下的人，我深感同情。」

「整個療程中，難就難在維持甲狀腺的穩定，因為甲狀腺掌管一個人的新陳代謝。」

她開始對醫療政策產生興趣。「我很好奇自己的『既有病症』對醫療險有何影響。我剛看完歐巴馬總統針對醫療改革舉行的市民會議，當他提到既有病症和保險公司拒保的事情，我真的心有戚戚焉，所以很想知道醫療改革的結果。」

她閱讀更多關於甲狀腺癌的文獻，意外發現甲狀腺癌診斷率遠遠超過死亡率，其中最令她詫異的是，儘管額外診斷出這麼多甲狀腺癌，死亡率卻依然不變。

雖然她的耳朵早就不痛了，甲狀腺癌治療伴隨的副作用仍困擾著她。她不禁納悶起來，當初是否誤聽了醫生的建議、是否百般折騰後都是枉然、是否應該找律師而非醫生。

這個結局不大一樣，對吧？

常見卻有瑕疵的量化比較

數字總是有辦法賦予說服力，我想正因如此，有些人用「硬數字」（hard numbers）這個詞。即使「數字會說話」，也可能造成誤導。假設你想了解年長者做乳房攝影篩檢的效益，剛好讀到一篇新聞報導，標題是「不分老少，所有女性皆可能受惠於乳房攝影」[4]。你在報導中讀到以下的存活率：

> 就八十歲以上的女性來說，不做乳房攝影的乳癌患者五年存活率是82%，做乳房攝影的乳癌患者存活率則是94%。

假定數字正確（應該無誤），這段文字顯然在大力主張乳房攝影對年長者有益。如果年長女性放棄乳房攝影，五年內存活率只有82%，而若她們接受乳房攝影，存活率則達到94%。結果似乎很明顯了：乳房攝影是不二法門。但意料之外的是，這些數字並沒有告訴你乳房攝影對年長女性的價值。

這段文字單純是以數字呈現其中的意涵：早期診斷後會產生正面的結果。但當這些數字表面上具有說服力，就更難看出正面的結果可能不是反映早期檢測的價值，而是新發現疾病的自然進程。

最基本的問題是，這些動不動就被新聞報導出來的數據，都不是來自隨機分派試驗，而將選擇篩檢與選擇不篩檢的民眾兩相比較，而這兩組之間除了乳房攝影的決定，可能還有許多重要差異。一般來說，選擇篩檢的民眾通常教育程度較高、收入較高也更注意自己的健康狀況（像是較有運動習慣和較少抽菸）。所以這樣的比較固然方便，但並不公平。選擇篩檢的民眾必定有較好的結果，因為他們本來就較為健康，而不是篩檢的緣故。（這遠遠不只是「重視健康」的心態而已，還攸關收入與其他影響健康的社經因素）。

但即使這兩組女性在各方面都類似，差異僅在於是否接受乳房攝影，而且資料來自隨機分派試驗，五年存活率的差異依然無法證明乳房攝影有其價值。假設五年前有一千名女性被診斷出乳癌，若今天仍有八百二十名女性存活，五年存活率就是820/1000，即82%；若今天仍有九百四十名女性存活，五年存活率就是940/1000，即94%。但即使如新聞報導所言，乳房攝影將五年存活率從82%提升至94%，並不代表接受篩檢的組別就一定活比較久，甚至不見得能多活一天。這個看似弔詭之處有兩項解釋，流行病學家稱為「前導期偏差」和「過度診斷偏差」。兩者都可以藉由簡單的假想實驗來理解：起初假定篩檢無法延長任何人的壽命，最後闡明五年存活率何以依然上升。

前導期偏差

假設有一群罹患乳癌的女性，無論是由乳房攝影或臨床症狀確診，都會在九十歲死於乳癌。若他們都在八十六歲因臨床症狀而被診斷出乳癌，五年存活率就會是0%。因為她們都在九十歲死亡，每個人從確診後只會活四年。現在假設同一群女性接受了

乳房攝影。乳房攝影能提早發現乳癌，假設提早兩年發現好了
（這就是前導期），即所有女性提早在八十四歲確診乳癌。於是，
她們的五年存活率忽然變成 100%，但依然會在九十歲死於乳
癌。早期診斷必定會增加存活率（此例是五年存活率），但不見
得能延長壽命。這個結果就稱為前導期偏差，可以參考**圖10.1**。

　　當然，這張圖把情況簡化了。我假設所有女性都提早於
八十四歲時確診，但即使不是所有人都提早確診，依然可能出現
這項偏差。只要部分患者的確診時間提前至死亡的五年以前即
可，就算沒有人的死亡時間延後，存活率仍舊會上升。提早確診
必定會讓存活率上升，但以這個例子來說，「存活率上升」可能
只是意味著早一點知道自己罹癌罷了。

圖 10.1　前導期偏差：早期檢測何以增加存活率卻無法延長壽命

無早期檢測

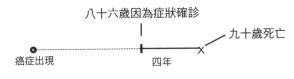

有早期檢測

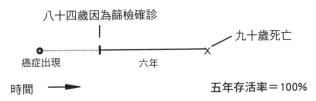

過度診斷偏差

即使無法救人一命，只要出現過度診斷，提早確診後存活率也可能上升。若早期檢測所發現的異常符合病理定義的癌症（即在顯微鏡下看似癌症），卻又絕對不會引發症狀或導致死亡，存活率看起來就會更漂亮。如果在一座城市中，一千名女性有乳癌的症狀——每個人都感覺乳房有腫塊。確診五年後，共有七百人存活、三百人死亡，存活率為 70%。現在把時間倒轉，倘若全市女性都做篩檢式乳房攝影，也許一千五百人會被診斷出乳癌：其中一千人注定會出現腫塊、五百人被過度診斷。那五百人五年內不會死於乳癌（因為她們身上的乳癌不會惡化）。儘管如此，該市的乳癌五年存活率會上升到 80%；在一千五百名確診乳癌的女性中，共有一千兩百人會存活，其中包括被過度診斷的五百人。但其中有何差別呢？五百人不必要地得知自己罹患乳癌（可能已經歷了治療的危害），但死亡人數並未改變。無論如何，最後都有三百名女性死於乳癌。這個結果就稱為過度診斷偏差，可以參考**圖 10.2**。

前導期偏差和過度診斷偏差往往會共同作用，推升了早期診斷後的存活率。而且兩項偏差結合後，造成的結果可能遠遠超過圖中的數字；存活率也許不是從 70% 上升到 80%，而是可能從 5% 上升到 90%，一切只要前導期長、過度診斷多，就會出現偏差。

在這兩個假想實驗中，我都為了簡化數字做出假設，即早期診斷沒有效益（也沒有危害）。但你應該要知道的是，無論早期

圖 10.2　過度診斷偏差：過度診斷何以增加存活率卻無法救命

無早期檢測

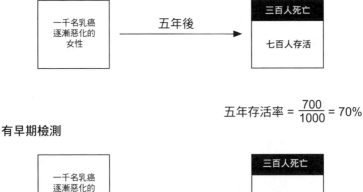

$$五年存活率 = \frac{700}{1000} = 70\%$$

有早期檢測

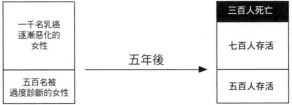

$$五年存活率 = \frac{1200}{1500} = 80\%$$

診斷的真正影響為何，這些偏差都會發生。若早期診斷真的有其效益，這些偏差會放大這個效益；若真的有危害（譬如壽命因無謂的治療而縮短），這些偏差不但會淡化危害，還可能讓早期診斷顯得有益[5]。

　　最後必須要強調，五年的時間並非經過特別挑選。上述兩項偏差能套用於確診後任何時間的存活率，無論是二年、十年或七年半存活率都同樣適用[6]。

隨機分派試驗：
唯一無偏誤探討早期檢測價值的資料來源

疾病早前檢測與晚期檢測的存活率比較充滿偏誤，因此扎實探究早期檢測價值的唯一可靠方法，只有估算死亡率的隨機分派試驗了。

如你所知，在隨機分派試驗中，招募來的患者會隨機被分派到治療組或非治療組。但研究人員為了取得關於早期檢測的有用資料，稍微調整了招募條件：招募的患者必須尚未診斷出疾病。在一項針對早期檢測的隨機試驗中，健康民眾隨機被分配到篩檢組或對照組。研究人員預料，篩檢組部分民眾會被發現無症狀的異常、進而接受治療。這項試驗旨在比較篩檢組和非篩檢組的健康狀況。

診斷前的隨機分派是充分了解早期檢測效果的最佳方法。我們過去用這個方法來研究篩檢式乳房攝影、糞便潛血檢查（大腸癌指標）、PSA 篩檢（攝護腺癌指標）與腹主動脈瘤篩檢，現在也用相同方法研究螺旋式 CT 篩檢（肺癌指標）。隨機分派試驗的優點在於，它專門探討詳細檢查的影響，同時能回答廣泛的問題：民眾篩檢後的死亡率較低嗎？他們得接受哪些檢查與手術，才能判斷早期發現的異常是否有問題呢？相較於沒做篩檢的民眾，他們得承受哪些副作用或併發症呢？又有多少民眾是因為篩檢而確診呢？（另外就是在長期追蹤下，又有多少民眾被過度診斷了？）

現實就是，我們針對無症狀民眾所做的篩檢中，極少有受到上述的標準檢驗，包括常規的健檢，驗血和造影檢查（譬如全身CT掃描）。而諸如皮膚癌、膀胱癌、腎臟癌、胰臟癌、卵巢癌、睪丸癌或甲狀腺癌等多種癌症，都缺乏隨機分派試驗探討其早期檢測的價值。

一眼看出誇大的結果：跳脫相對的框架

　　想像一下，你找到了腹主動脈瘤篩檢的隨機分派試驗，隨機分派也發生在確診前。媒體可能會報導類似以下的結果：「腹主動脈瘤篩檢讓血管破裂的死亡率幾乎減半」（44%）這足以讓你評估篩檢的價值嗎？這段文字呈現了相對風險，經常在媒體中出現。減半聽起來很多。但若你了解潛在的絕對風險（五年間死亡率從千分之三點四降到千分之一點九）較能客觀判斷其影響大小。無論是否接受篩檢，主動脈不會破裂的機率都大於千分之九百九十六，但這要看到絕對風險的數字才會知道。

　　相對風險反映的資訊極少。單一的相對風險值（風險減半）可以對應到無限個絕對風險組合（千分之五百降到千分之二百五十、千分之一百降到千分之五十、千分之二十降到千分之十、千分之四降到千分之二、千分之零點一降到千分之零點零五等等）。其中的基本概念相當簡單：把常見死因（譬如一千人中影響五百人）風險降低 44% 的重要性，超越把罕見死因的風險降低 44%。相對風險會掩蓋這件事。儘管有此缺點，媒體報導的相對風險仍遠多於絕對風險。我想主要原因是，相對變化通常看起來比絕對變化來得劇烈許多[7]。這在機率很小時尤其明顯。

你的風險減少 44%，與從千分之三點四減少至千分之一點九，何者聽起來較印象深刻？ 想要說服民眾做早期檢測，相對風險遠比絕對風險來得有效。

凡事都要正反面思考

最後，光知道自己受益於早期檢測的機率並不夠，還得知道無法受益的機率、無謂擔心的機率、被過度診斷與無謂治療的機率、或身體被治療所害的機率。可靠的隨機試驗可以提供所有必要資訊，讓你了解早期檢測的全貌（但可能很難在單一報告中找到所有資訊）。

為了表明我的意思，容我回頭談談最多人研究的篩檢：篩檢式乳房攝影。全球目前已有十項隨機分派試驗，共有超過五十萬名女性參與。試驗結果不盡相同，但共識是乳房攝影確實有益。綜合所有隨機試驗的資料後，所得到的最佳估計值為：乳房攝影將乳癌死亡率減少大約 20% [8]。這就是相對風險的描述。以下是一般五十歲女性十年間死於乳癌的絕對風險：沒有接受乳房攝影的女性為千分之五，接受乳房攝影的女性則為千分之四。這代表一千名女性得連續篩檢十年，才會有一名女性受益 [9]。

儘管很容易就把注意力放在受益的這名女性，但其他九百九十九人呢？ 她們做了篩檢但並未受益。每有一名女性受益，就至少有兩人被過度診斷、接受不必要的治療，根據部分預估，甚至多達十人受到過度診斷 [10]。另外，千分之五到千分之十五的女性會在年輕時由乳房攝影檢查出癌症，但預後並未改變

（注定死亡的人依然會死亡；注定存活的人就算較晚確診，健康狀況也一樣好），所以他們只是知道罹癌的時間拉長。而還有千分之兩百五到五百的女性是虛驚一場，乳房攝影片子似乎照到癌症，最後卻（經由重照或切片）證實不是癌症。這個數字在美國特別高：根據研究人員估計，在十年間，每年接受乳房攝影的女性中，半數至少有一次遇到假警報，而大約五分之一做過至少一次切片 [11]。

我認為**表 10.2** 可以當成平衡資訊的範本，民眾需要這類資訊才能在充分知情的狀況下，決定是否接受篩檢。

表 10.2　平衡報導：五十歲女性接受篩檢式乳房攝影的利弊分析

一千名五十歲女性接受年度乳房攝影連續十年	
效益	**危害**
我不會死於乳癌	二至十人會被過度診斷、接受不必要的治療
	五至十五人會提早得知自己罹患乳癌，但這並不影響乳癌預後 [12]
	二百五十至五百人至少會有一次假警報 **（其中約半數會做切片）**

我們不常看到這類平衡報導，但已有人開始要求完整敘明早期檢測的影響 [13]。在英國，研究人員與患者權益促進人士最近成功說服了健保局修訂其乳房攝影指南，在改版中清楚呈現這些數字，首次公開過度診斷相關的精確資訊。

————

　　有些最能打動人心的健康宣導都是關於疾病早期檢測。可惜的是，這些宣導訊息背後大多缺乏有力的證據。早期檢測的效益常常不得而知，但一定微不足道，因為健康民眾鮮少會出現檢測欲發現的病況。因此可靠的研究（隨機分派試驗）必須長期追蹤大量民眾。

　　即使有了這些研究，還要記得光是知道檢測有益是不夠的。你還要知道效益有多大：即死亡（或末期疾病）的絕對風險因為早期檢測降低多少。你也要知道得經歷哪些煎熬才會產生效益：多少人接受檢查、多少人虛驚一場、多少人被過度診斷、多少人被不必要的治療所害。這些資訊應該都要公開，實則難以取得。我希望未來都能公諸於世（部分研究人員正在朝這個方向努力）。

　　但現實就是，你會聽到一大堆宣導資訊鼓吹早期檢測的價值，實際上卻缺乏隨機分派試驗的佐證。這些宣導都會運用方便但有瑕疵的數字（像是五年存活率）、分享「被篩檢撿回一命」的現身說法、或暗示某個疾病正在氾濫來嚇你。這些資訊都未解決你真正想問的問題：早期檢測是否能降低死亡率？

注 ————————————————————————————

1. http://www.thyroidawareness.com/cancer.php （上次存取為二〇〇九年三月五日）

2. 本書中癌症發生率與死亡率的資料都來自 SEER（http://seer.cancer.gov/statistics/），此處數據亦同。

3.　這則故事綜合了網站上的患者故事，引用的句子並非造假。

4.　http://www.sciencedaily.com/releases/2008/04/080421180946.htm（上次
存取為二〇〇九年三月五日）

5.　想了解為何存活率老是誇大早期診斷的效用，我們要回到前導期偏差的那
個簡化版例子。但現在假設乳房攝影確實能延長女性壽命——即延遲死
亡。沒做篩檢的女性可以活四年（八十六歲確診、九十歲死亡），假設篩
檢延長一年壽命（九十一歲死亡），但因為篩檢也會讓診斷時間提前（從
八十六歲提前到八十四歲），篩檢組女性看似可以活七年（八十四歲確診、
九十一歲死亡），表面上好像多活了三年，實際上只多活一年。更值得擔
心的是，這些偏差可能會掩蓋篩檢的危害。若篩檢組女性提早一年死亡
（八十九歲），她們依然看似比無篩檢組多活一年：分別是五年（八十四歲
確診、八十九歲死亡）與四年（八十六歲確診、九十歲死亡）。

6.　其實，測量指標不見得一定要存活率，可以是特定時間內（兩年、五年、
十年或七年半等等）避免特定事件發生（死亡、心臟病、截肢或髖部骨折）
的機率。試想糖尿病患者毋需截肢的結果。我相信，早確診的糖尿病患者
（像是以大於 126 當成血糖門檻值）不必截肢的五年存活率，高於晚確診
的糖尿病患者（像是以大於 140 當成血糖門檻值）。這不代表早期檢測真
的有幫助，只意味著症狀輕微的患者復原狀況較好。

7.　另外一項原因可能是相對風險較易理解。一般民眾較熟悉「增加 10%」和
「減少 30%」等描述。表達潛在的絕對風險則複雜許多，需要運用更多數
字（因為每個相對風險值背後，都有兩個絕對風險值）；這些數字通常很
小（通常需要小數點，或以每千人或每萬人當單位）；完整表述還需要一
個時間區間（譬如每年或每十年）。

8.　不難想像，我在此為了方便計算取整數。美國預防服務工作小組分析九項
試驗後，預估相對風險減少 16%。參考：Effectiveness of Mammography
in Reducing Breast Cancer Mortality, http://www.ahrq.gov/clinic/3rduspstf/
breastcancer/bcscrnsum1.htm#results

9.　跟前面一樣，我在此也直接取了整數。美國預防服務工作小組的實際預估
值是一千兩百二十四名女性連續篩檢十四年，才會有一人受益。

10.　P. C. Gøtzsche, O. J. Hartling, M. Nielsen, et al., "Breast Screening: The
Facts—or Maybe Not," *British Medical Journal* 338 (2009): b86

11.　J. G. Elmore, M. B. Barton, V. M. Moceri, et al., "Ten-year Risk of False
Positive Screening Mammograms and Clinical Breast Examinations," *New*

England Journal of Medicine 338 (1998): 1089–96.

12. 容我先説明數字再告知來源。如前所述，由乳房攝影發現的癌症可以分成三類：一、被過度診斷的癌症（注定不會導致症狀或死亡）；二、具臨床意義的癌症，早期檢測可改變預後（即降低死亡率）；三、具臨床意義的癌症，早期檢測無法改變預後（不論是臨床檢測或篩檢發現，患者本來就會痊癒或死亡）。這個數字反映了第三類。

現在容我説明數字從何而來。這個比例其實很難估計。就概念上來説，這是扣掉成功避免死於乳癌的比例（約千分之一）與被過度診斷的比例（千分之二到十）後，得到的乳房攝影乳癌檢測率。為了推估此值，我以美國有六成的乳癌是由乳房攝影診斷為基準（參考 N. Breen, K. R. Yabroff, and H. I. Meissner, "What Proportion of Breast Cancers Are Detected by Mammography in the United States?" *Cancer Detection and Prevention* 31 (2007): 220–24）。SEER 資料顯示，五十歲女性在十年內罹患乳癌的機率是千分之二十四，代表有千分之十四是由乳房攝影篩檢出來，扣除避免死亡與過度診斷的比例，等於有千分之三至十一的女性雖然提早確診卻沒有受惠。運用隨機分派試驗（包括檢測率）的資料會得到略高的數字，這也在意料之內，畢竟 SEER 資料並未反映乳房攝影的普及率。為了呈現這個影響與不確定性，我在此用千分之五到十五。

13. 參考："Breast Cancer Screening Peril—Negative Consequences of the Breast Screening Programme," *London Times*, February 19, 2009, http://www.timesonline.co.uk/tol/ comment/letters/article5761650.ece; and C. Smyth, "NHS Rips Up Breast Cancer Leaflet and Starts All Over Again," *London Times*, February 21, 2009, http://www.timesonline .co.uk/tol/life_and_style/health/article5776804.ece

第十一章
認清體系

　　那是什麼促成了過度診斷呢？從基本面來看，原因是醫生熱衷於診斷。這是我們醫生的訓練所致：傾聽患者、仔細檢查與進行化驗，設法找出毛病。然而，我們也愈來愈在意未來「可能」會出現的毛病，也就是做出早期診斷。這就可能產生過度診斷。民眾還沒出現症狀時，就被診斷出異常或被貼上高風險群的標籤，過度診斷才可能發生。

　　但又是什麼促使我們做出更多的早期診斷呢？若你讀過任何批評當前醫療制度的書，很容易認為一切都是為了錢，而罪魁禍首就是製藥產業。診斷愈多，代表開出的處方藥愈多，進而產生更多利潤。若你問醫生早期檢測背後的推力，答案通常會包括「律師」一詞（還有精挑細選的形容詞修飾）。你也可能會聽到「患者需求」一詞。若你有機會和公衛領域的人士，或任何替特定疾病發聲的組織聊聊，就會發現另一個可能的答案：真誠的信念。許多人真心相信，早期診斷愈多，就能幫助民眾活得愈久、愈快樂。真相是，這些答案都是部分可信。實際上，早期檢測和過度診斷的背後，有著複雜的幾股力量交錯影響。

向健康民眾兜售治療

雖然我不像許多同事一樣是空中飛人（因為離達特茅斯最近的機場要一個半小時的車程，而且冬天在新英格蘭北部開車可不好玩），但偶爾也會需要搭飛機，有時鄰座乘客十分有意思。不久前，我坐在一位藥廠業務代表旁邊。由於我替退伍軍人事務部（Department of Veterans Affairs，VA）工作，因此在職場上鮮少看到藥廠業代。VA 對於業代活動有嚴格的規定，加上 VA 旗下醫院常備的藥品不多，不大會是昂貴新藥的潛在客戶。然而，儘管我很少跟業代接觸，卻還滿喜歡與他們互動。他們是很有意思的一群人，不僅相當聰明，還深諳自家藥物相關的生醫知識，更是出色的行銷達人，工作之一就是和醫生熱絡聊天，這可說是藥廠業代的拿手絕活。

在三萬英尺的高空，這名藥廠業代介紹起一種名為「骨穩」（Forteo）的新藥。這是骨質疏鬆症的藥物，他再三強調，骨質疏鬆症對公共衛生有重大意義。數百萬女性有骨質疏鬆症（他好像還用了受盡折磨之類的詞）。骨穩是人工合成的副甲狀腺素（Parathyroid Hormone，PTH）。PTH 刺激骨骼生成，骨穩也有相同功能。我聽了這些很有興趣，但想知道該藥是否真的有幫助。他提到一項隨機分派試驗，比較新藥與安慰劑在超過一千六百名女性[1] 身上的效果，結果發現骨頭的密度、質量和體積均有大幅

改善。他說研究中每名使用骨穩的受試者，都做了 X 光和骨質
密度掃描，都證明骨質密度增加了。但我仍想知道該藥是否已產
生效益。治療骨質疏鬆症的原因，並非要讓掃描結果好看（這不
一定會讓你感覺或看起來健康）。治療骨質疏鬆症的唯一原因，
是要減少骨折的次數。他坦承這是重點，但他也有備而來，馬上
提出一份資料，顯示骨穩減少了脊椎壓迫性骨折的次數。

　　脊椎壓迫性骨折有多嚴重？看情況。壓迫性骨折是指個人
背部脊椎高度扁化。脊椎就像支撐身體重量的一疊空心磚，其中
一個磚受到擠壓，就會發生壓迫性骨折。這類骨折有時疼痛難
耐，但大部分都悄然沒有痛感。一般來說，患者只有照了 X 光
才會發現自己有壓迫性骨折。那骨穩有助減少真的會造成患者困
擾的骨折嗎？或是只能減少沒照 X 光就不會曉得的骨折[2]呢？
實際上，該藥表面上確實讓兩年內「背痛發生或惡化」的機率從
23% 降到 17%。

　　但我真正想了解的不是壓迫性骨折，而是髖部骨折。這類骨
折沒有模糊地帶，不可能悄悄發生，絕對至關緊要。髖部骨折的
患者無法行走，幾乎百分之百都得住院。他們不是得用鋼釘固
定，就是得把髖部整個換掉。髖部骨折無疑是重大的死亡風險因
子。藥廠業代說，該研究未能涵蓋這一部分，「但世界上沒有人
不相信這個藥能大幅降低髖部骨折的風險。」

　　我恕難同意。我告訴他，他身旁坐的這位就不相信，引來一
陣大笑。隨後他的態度明顯改變了。他其實是很和善的人，聽說
有家醫學院的醫生會問類似的問題，立即深感興趣。然後他放下
了戒心。「如果我們真的想避免髖部骨折，我們就會採取不同的

方法。病人都是因為跌倒才骨折。要防止髖部骨折，無論吃什麼藥都沒有避免老人家跌倒來得有效。」就說這些藥廠業代很聰明吧。但重點在於，藥廠業代是銷售業務，工作就是幫製藥公司賺錢，而製藥公司正是因為有利可圖，才會推廣各種疾病的早期治療。

順帶一提，骨穩的研究提前喊停了，原本三年的計畫不到兩年就中止，因為長期研究中的實驗鼠罹患骨癌。雖然美國食品藥物管理局（FDA）核准該藥，但要求該公司進行十年的試驗，尋找該藥使用者身上增生的骨肉瘤（同時，FDA 禁止該公司發放免費試用注射液給醫生，也不得進行直效行銷）。遺憾的是，將近十年過後，該藥上市後的後續監測資料依然付之闕如。截至本文撰寫當下，骨穩依然在市場上流通。

賺錢

我覺得賺錢本身並沒有錯[3]，這樣國家經濟才能運作。幸好蘋果公司（Apple）想賺錢，我很愛用蘋果產品因為他們的品質一流（我甚至還額外付費使用）。多虧了該公司，個人電腦有了長足的進步。正因為蘋果想賺錢，我們才有高品質的產品可用。幸好 Priceline.com（標售旅遊服務的網站）想賺錢，因為我靠著他們的產品省下租車費用（也因為我很高興又能在電視上看到威廉・夏特納〔William Shatner〕）。租車公司採用 Priceline 的服務，單純因為這能為他們租出去更多車輛。正是因為 Priceline 想賺錢，我們才能享用更有效率的旅遊交易市場。

　　與大部分醫學院同學不一樣的是，我在大學讀的並不是生物系或生化系，而是主修經濟學，所以學過自由市場的價值，像是市場如何運作才能帶來大眾心目中的產品與服務，還要確保有正確的數量與最低的價格。我也知道何謂「看不見的手」[4]：個人追求自身利益（與賺錢的欲望）有助提升社會福祉。但我確實覺得，賺更多錢的欲望已對醫療產生危害。

　　問題是，醫療體系跟自由市場天差地遠。在真正的自由市場（古典經濟學所謂的「完全競爭市場」）中，買家貨比三家，在價格和品質之間拿捏，只為了確保物有所值。但在醫療體系中，鮮少有患者直接付錢給照護人員，大部分都仰賴保險而免付全額。患者甚至不曉得照護服務的價格。等到他們得知價格時，通常已獲得了服務。醫療照護違反了完全競爭市場的必備條件，參考**表11.1**。

表 11.1　完全競爭市場必備條件與不相符的醫療現實[5]

完全競爭市場必備條件	醫療現實
買家支付全額	患者因為保險經常不必支付全額
買家知道價格	照護人員不透露價格（甚至**自己也不知道**）
買家能判斷品質	患者多半不知道自己需要的服務、共有哪些選項、可以合理期待哪些效益。他們需要醫生的意見來決定接受的服務。
買家會理性拿捏價格／品質	重病患者的狀況不佳，很難理性分析選擇，而凡是攸關死亡，鮮少有人能理性思考。
賣家無法影響產品的需求	照護人員告訴患者他們「需要什麼」，就能創造**需求**。

舉例來說，完全競爭市場的買家要能判斷品質好壞。換作醫療照護的情境，品質是包山包海的概念，遠遠超越單純的專業技能高低（譬如開刀的速度與安全）。想要判斷醫療品質，買家需要了解沒有醫療干預的預期結果、治療有哪些選擇、可能的利弊得失（譬如有無必要接受特定手術）。這不像是租車或電腦市場，消費者多半了解現有選擇為何，也知道自己對各項選擇的重視程度。雖然向患者告知一些個別決定（像是否要換髖關節，或是做癌症篩檢）不無可能（其實這才妥當），但需要知道的資訊實在太多，消費者不可能完全知悉所有醫療服務。

完全競爭市場也預設消費者都會做理性決定，但患者受病痛折磨時，這未免太強人所難。另外，過去患者不太有機會參與醫療決策。在傳統父權模式之下，醫生一聲令下，患者就得聽從。偏向患者的參與模式（以及消費意識抬頭的趨勢）是相當晚近的改變。

但醫界與完全競爭市場截然不同的最主要原因，是醫療照護市場的賣家占優勢地位，恰好適合替自己的產品創造需求。他們如何創造需求呢？決定你需要消費他們的產品。這甚至已融入醫療用語：我們開單要求會診、檢驗或治療。這根本不是完全競爭市場的特色。持平來說，創造需求的能力並不限於醫界——我家附近的富豪（Volvo）汽車經銷商維修部也擅長此道。但醫界的問題之所以更加嚴重，是因為上述因素的綜合影響，也就是買家不必支付全額（甚至不知道全額多少）、不清楚自己所需的醫療照護（或可以合理期待的好處）、處於劣勢因此無法思考選擇。患者通常無從得知治療對自己是有利或有弊（所以很難判斷治療的價值）。早期診斷尤其如此，一般民眾起初就沒有任何症狀，治療後就不可能有身體變好的感受。而對於不良結果的風險，也沒有人感受得到變化。

這簡直糟糕透頂了。賣家創造需求、剝削買家以帶來更多收益。雖然絕對可能向現有買家推銷更多產品，即更多治療與藥物，拓展市場納入新買家較容易提升銷售量。因此，篩檢愈多便讓愈多人變成患者，可謂是莫大的商機。一直以來，藥物市場的拓展是重新定義高血壓、糖尿病、高膽固醇和骨質疏鬆症的主要原動力。建議改變罹病門檻的審議小組中，部分成員和最可能獲利的賣家間有很可觀的金錢往來，這些賣家正是製藥公司。

在金錢勢力腐蝕醫界的討論中，製藥產業已成為眾矢之的。許多針對這些製藥公司的批評確實有道理。製藥公司絕對是一大問題，但我想釐清的是，製藥產業絕對不是唯一的問題。牽涉更廣的真相是，納入新患者、增加診斷量有利於整個醫療產業複合體（medical-industrial complex），這種共生關係不只包括藥廠，還包括醫療器材與診斷科技的製造商、獨立檢驗中心、外科中心、醫院與甚至醫學中心。

以篩檢為例，篩檢對醫院來說是很有用的犧牲打（loss leader）。所謂犧牲打，指的是賣家故意把產品定價拉到遠低於成本，企圖帶動其他有利可圖的產品銷售。超市經常運用這項策略。愈來愈多家醫院也開始效法，背後的想法很簡單：以極低的價格推銷篩檢，甚至標榜篩檢免費，醫院就能找到一批新患者，從日後的醫療照護中獲利。若你覺得難以置信，不必相信我——聽聽歐提斯・布羅利（Otis Brawley）的話。布羅利醫生是腫瘤科與流行病學專科醫生，現在是美國癌症協會（American Cancer Society）醫療長。之前，他曾在美國癌症研究院任職，也當過艾莫里大學（Emory University）喬治亞癌症中心主任。他在二〇〇三年五月接受瑪麗安‧納坡里（Maryann Napoli）的訪談中，針對「免費」攝護腺癌篩檢（艾莫里的犧牲打）提出以下的觀察[6]：

> 在艾莫里癌症中心，我們發現假如這禮拜六在諾斯萊克購物中心（North Lake Mall）篩檢一千名男性，就可以向聯邦醫療保險體系與保險公司收取四百九十萬美元的醫療費用（切片、檢驗、攝護腺切除手術等等）。但後頭賺的錢才真的可觀——除了接下來三年因為艾莫里關切患者健康，患者老婆得支付的醫療照護費用，還有患者因為胸痛的急診費用，只因為我們三年前幫他做過篩檢。
>
> ……艾莫里癌症中心不再做篩檢了，這是我當上癌症防治主任的決定。但困擾我的是，公關和財務部門人員都勸說，我們可以靠篩檢賺大錢，可是沒有人可以告訴我，篩檢究竟能否救人一命。實際上，我們可以估算因此有性功能障礙的男性人數……但我們沒這麼做，這是很重大的倫理問題。

他說得沒錯，這是重大的倫理問題。正因如此，我才這麼關注醫療商品化可能帶來的腐敗[7]。

對早期診斷堅信不疑

想要獲利的人是自私地鼓吹診斷多多益善，但也有真心認為診斷有益的人士，他們的推廣確實不帶個人私利，而是相信多做診斷是改善個人與社會健康的唯一道路。他們把早期診斷視為萬靈丹，相信這可以避免未來出現症狀的末期疾病。他們也預見早期診斷伴隨的額外好處：避免末期有症狀疾病的治療費用，有助替財務困難的醫療體系省錢。

許多真心相信早期診斷的人士影響卓著，包括決策者、政治人物、新聞娛樂媒體從業人員、醫學研究人員、醫療品質策進與疾病防治團體領袖等。部分人士大都了解本書討論的議題，也明白過度診斷的缺點，但往往忽視人的成本，只選擇關注一件事：想方設法避免末期疾病出現，即使過程中有人受害也在所不惜。這些人毫不質疑「早期檢測必定有益」的傳統觀念。許多人可能受到個人經驗的影響。醫生可能覺得自己有些病人因篩檢而撿回一命，或相信特定疾病的末期患者當初若接受早期檢測，就能扭轉現在的命運。社會大眾根據自己或親友的親身經歷，可能也抱持類似的看法。有些人可能對過度診斷略知一二，但寧願單純看待事情，不想處理細微差異；或者，他們可能不曉得這些問題，倘若得知便會大吃一驚。

他們有項信念明顯有誤，就是早期檢測會節省成本。由於早期檢測必定會讓更多人使用醫療服務，因此其實往往會增加成本。接受檢查的人愈多，出現異常結果（與意料之外的發現）也就愈多，然後需要進一步的全面檢查，從而造成更多人回診，最終也就有更多人接受治療。結果，真正受惠於早期檢測的少數民眾所省下的成本，一下就被未受惠民眾帶來的成本給超越[8]。

錯綜複雜的網絡

早期檢測潛藏的龐大利益，加上真心相信檢測的人士所做的努力，共同促成了提倡多做診斷的複雜網路。

所有的主要推手（廠商、醫療組織、研究人員、疾病防治團體和決策者）都受到金錢利益與真誠信念的影響，只是程度多寡不一。廠商（製藥公司或診治儀器廠商）與醫療組織（直接運用這些產品的單位）多半是受到潛在利益影響。簡單來說，多做診斷意味著更多患者與更高的銷售量。儘管如此，他們勢必多少也受到真心信念的影響。兩者結合起來便產生強大的力量，營造了「做善事賺大錢」的願景。

疾病防治團體（糖尿病與甲狀腺癌等疾患）和決策者大部分都抱持真心的信念。他們之所以鼓勵多做診斷，是因為相信這對個人與社會都是正確的事。然而，他們也會從早期診斷中獲益。你可以瀏覽任何疾病防治團體的網站，找找看主要的金主，通常會發現金主是某家廠商（往往是製藥公司），該疾病的治療直接攸關其經濟利益。即使是決策者也受到金錢的影響，因為醫療廠商與供應商是政治獻金的第三大來源[9]。

研究人員大約介於兩者之間。有鑑於我自己就是研究人員，可以多多跟你分享我們的看法。研究人員不見得真心相信早期檢測，但我們都受到金錢的影響，具體來說是研究經費補助。一般研究人員都要取得經費補助來推動特定研究計畫，這也往往占了薪水的一大部分。雖然補助的來源很多，從聯邦政府到製藥公司都有，經費永遠都是僧多粥少的狀況。籌措補助是很辛苦的差事。首先是一大堆申請書需要撰寫，這當然可能激發靈感，但也曠日費時，而且說來諷刺，這可能會拖累實際的研究。再來就是官僚體系所需的文書工作，包括個人簡歷、推薦信、機構同意書、研究架構描述、先前研究摘要的附件等等。老實說，我不大喜歡做這些事。

儘管這般大費周章，大部分經費補助申請者都拿不到錢。結果，研究人員只好努力思考如何把說服審查委員核定補助的機率最大化。審查委員通常是各領域聲譽卓著的研究人員，許多委員仍服膺傳統思維與方法，說不定當初就是他們建立了這些傳統做法。因此不意外的是，研究人員往往小心謹慎，以免提出的計畫損及傳統思維[10]。在這樣的環境中，提案若是研究如何提升早期檢測的普及度，就是相當安全的計畫。（我們有時會開玩笑說，任何提議要增加乳房攝影使用的計畫都會受到補助，就算方法是把女性嚇到去做篩檢也一樣）。然而，研究早期檢測副作用的計畫獲得補助的可能性極低。客觀來看，這樣的情況正逐漸改變。部分提供補助的機構，尤其是美國聯邦政府內部單位，現在較願意補助關注過度診斷問題的計畫；但「以防萬一」的心態依然存在。

早期檢測的主要推手有許多方法可以影響社會大眾與第一線的醫生，說服他們接受多做診斷的需求。最明顯的方法非廣告莫屬。世界上允許直接對消費者推銷處方藥（prescription drugs）的國家有二，其中一個正是美國（另一個是紐西蘭[11]）。過去十五年來，直接對消費者行銷的藥物廣告支出有爆炸性的成長（電視上常看到這些廣告），從一九九〇年的數百萬美元（此時 FDA 尚未針對電視廣告有所規範）增加到二〇〇六年五十億美元以上。

但打廣告的不只有製藥公司，愈來愈多醫療照護組織也開始出此招。開車穿越美國任何一座城市，都會看到當地每家醫院至少都有一個看板。而且還不只醫院，舉凡專看門診的診所、醫生、獨立醫療健檢中心和大學醫學中心都打起廣告。許多廣告都鼓勵接受早期診斷的篩檢。

疾病防治意識的宣導是特殊型式的廣告。歷史上，這類宣導活動是透過公共服務公告來進行（即免費廣告；譬如減少肺癌的菸害宣傳）。這類廣告依然存在，但疾病防治宣導逐漸採用付費廣告，而且不像以往提倡健康的生活方式，而是鼓勵民眾做疾病的早期檢測，以及凡是有健康疑慮就接受篩檢。他們的資金來源反映了一件事：許多宣導的背後，都直接或間接是由藥物與篩檢儀器製造商或供應商出資。

廣告和疾病防治宣導對社會大眾的影響最大，但同樣會影響醫生。但醫生也受到科學文獻的影響，而科學文獻可能受到贊助研究的廠商所影響。現今大部分的醫學研究都是由產業出資[12]。產業大幅決定了哪些研究問題得到關注（這也說明為何骨質疏鬆症藥物的研究數量，遠多過如何避免年長者跌倒的研究）。而醫生也可能受到政府的報告左右，畢竟這些報告理應是最不偏頗的資訊來源。

再來就是媒體。新聞和娛樂型資訊（像是脫口秀）總是尋找簡單又吸睛的內容，而有關新診斷科技或早期診斷價值的報導再適合不過了。供應商、研究人員、疾病防治團體都曉得這點，也樂於提供這方面的素材。可惜的是，這些報導通常包括一則渲染力強卻會誤導民眾的故事（名人或政治人物的現身說法最好），卻沒有涵蓋早期檢測的細部討論。一言以蔽之，就是這整個體系在提倡多做診斷。

受困於網中的民眾

這個複雜的網絡最終將困住社會大眾，一般人聽到口號響亮的宣導：一、你應該擔心自身健康狀況；二、篩檢才是正確的選擇。大部分的美國人認為，更多的診斷對自己有益，也是維持良好健康的上策，而且安全無虞。

部分疾病沒有任何症狀而被貼上「沉默殺手」的標籤，格外凸顯了一般認知的診斷價值。社會大眾已學會對早期診斷特別熱衷，因此尋找無症狀的疾病，通常會被視為一種社會責任。但如你所知，這也是過度診斷的先備條件。你可能希望醫生會抵抗提倡多做診斷的各股力量，但醫生自己很可能也深陷網中。

深陷網中的醫生

有些醫生確實會因為多做診斷而大幅獲益。基於經濟誘因而追求更多診斷的醫生，通常是負責診斷式檢查的醫生（譬如操作內視鏡的腸胃科醫生，以及做心導管手術的心臟科醫生），與具有檢驗設備的醫生（譬如掌管造影中心的放射科醫生，以及有設備可以進行化驗、壓力測試、心臟超音波和骨質密度檢查的醫生）。然而，對許多醫生來說，經濟誘因即使存在也微乎其微。

雖然部分醫生真心相信早期檢測的功效，但仍有許多醫生心生納悶，思考著診斷式檢查的運用，是否超出了一般認知的範圍。有些人充分了解早期診斷是一體兩面，所以許多第一線醫生，即直接照護受診民眾的醫生，並非盲目服膺早期診斷的觀念，也不可能從中拿到好處。對於是否要多做診斷，他們都有非常務實、完全可以理解（無論有多不討喜）的評估方法。醫生明顯會考量的一件事，就是挑最省事的方法。第一線的醫生往往忙翻天，開單指示檢查快又簡單，跟患者討論為何檢測可能無益卻正好相反，需要耗費時間解釋過度診斷的問題。醫生的基本假設就是，大部分的人都喜歡接受檢查（檢查是項具體服務）、鮮少有人會加以反對。

醫生開單要求檢查的另一項考量，可能較不為人所知：爭取好成績的欲望。醫療照護組織（醫院、診所等等）愈來愈關注醫護品質的評量。從概念上來看，這個想法非常值得稱讚，但魔鬼徒往藏在細節裡。真正要評日，真正的患者醫護品質評量困難重重，需要充分了解不只患者的疾病，還要曉得患者可能有哪些其他疾病，以及患者對於照護本身的期待。這意味著我們得知道，特定情境中高品質照護的必要條件。結果，我們光是這個評量問題就難以解決。相較之下，計算多少人接受特定的免疫接種或篩檢容易多了（至於是否真能有意義地評量品質，就是另一回事了）。這就是為何醫療照護的成績單（網路上可能找得到的醫生和醫院評量指標）最初重點擺在疾病預防服務，其中又以乳房攝影為主。我們醫生當初就是不斷爭取好成績才進得了醫學院。假如開單指示做更多篩檢可以提升成績，我們當然會照辦。

最後就是「安全第一」的考量。我們醫生很喜歡律師的笑話。（個人最愛的一則如下：兩名律師被沙子埋到只剩頭部該怎麼辦？沙子倒好倒滿）。但其實醫生怕死律師了。雖然我猜醫療過失的認知風險遠大於實際風險，但在此真正重要的是主觀認知。我們明白診斷不到位會有法律刑責，但過度診斷卻不會有相應的刑責，據此決定何者是「較安全」的做法不大困難。

醫生的夢魘

若要醫生選擇多做診斷最強大的誘因，多數人挑的很可能都跟律師有關。一想到可能被告，任誰都會被嚇得就範。大約十年前，我有個好友喬爾（Joel）因為沒診斷出攝護腺癌而被告上法院。原告是一名中年男性，找喬爾看診兩次，都是常規健檢。喬爾問他是否有任何症狀，對方說自己並沒有不舒服，喬爾檢查了血壓、聽了肺部呼吸音，兩項檢查都正常。他還做了肛門指診，檢查了攝護腺和直腸壁（另一個可能的癌症病灶部位）。正如許多中年男性一樣，這名患者有攝護腺肥大的問題，但此外一切正常。初診時，喬爾還他轉診照了乙狀結腸鏡，即大腸直腸癌的篩檢之一，結果也正常。

六個月後，該名患者排尿開始出現困難。上廁所時，他發覺自己尿不大出來，於是找了泌尿科醫生，他同樣做了肛門指診檢查攝護腺，發現了一個腫塊，於是又做了 PSA 檢查，結果指數高得嚇人，顯示患者的癌細胞已擴散到攝護腺外。該名泌尿科醫生得知患者先前找喬爾看診，便跟他說：「要是那個醫生六個月前就做了 PSA 檢查，早就救了你一命囉。」

雖然接下來我這麼說，聽起來恐怕會像刻板印象中的醫生，一味偏坦自己的朋友和專業，但這段話實在太離譜了。我們仔細分析一下。最重要的是，醫生做出診斷當下，並無證據顯示 PSA 可以救人一命。在缺乏早期檢測確實有用的證據之下，沒有人可以主張篩檢必定能救命。但就算 PSA 檢查及早發現攝護腺癌、得以拯救患者一命，那位泌尿科醫生的話依然離譜，說得太過言之鑿鑿。假如 PSA 有用，可能是提早六個月檢查出致命癌症，因此治癒機率較大；但也有可能這對患者並沒差別，也許六個月前癌細胞還沒出現，因此任何檢查都不會找到，許多成長快速的惡性癌症便是如此；或者可能先前看診檢查出癌症，但治癒機率並未提升，極惡性的癌症通常如此。有些癌症對治療的抗性極高，有些初期就會轉移，有些則根本不適合治療（通常太接近體內重要臟器，一旦切除就會害死患者）。

無庸置疑的是，這名患者罹患了極惡性的癌症。確實很不幸，喬爾也為他難過，這是人之常情，畢竟不幸的事發生在自己同胞身上。但該名泌尿科醫生讓情況雪上加霜，居然隨著社會愈發不健全（而且常見）的心態起舞：壞事發生了，必須有人負責。

這個案子在維蒙特州一座小鎮開庭。康乃迪克大學與哈佛大學的攝護腺癌篩檢專家出庭作證，指出我們當時所知的資訊，即過度診斷真的是個問題，PSA 篩檢的效益尚屬未知。但當地那位泌尿科醫生向陪審團說了個可憐的故事：當初的醫生未能診斷出致命癌症，而眼前的病人患有末期癌症，飽受治療副作用的煎熬，看起來虛弱不堪。法庭甚至上演灑狗血的戲碼。患者的妻子一度站起來，指著喬爾的鼻子痛罵：「你這個殺人兇手。」我猜這一招是律師教她的，正如喬爾也是聽從律師的意見，把妻子和女兒帶來法庭，設法展現他人性的一面。

你大概猜得到接下來的發展。陪審團最後站在原告那邊。喬爾的律師確信，此案上訴會得到較為合理的判決，但上訴過程耗費的成本可能會超過原告所提的補償金。最後，喬爾接受了原審判決，支付了補償金。不出所料，喬爾開始要求做更多 PSA 檢查。（部分研究顯示，醫生因為沒診斷出攝護腺癌被告上法院，不但會導致他要求患者做 PSA 檢查的頻率增加，他的同事也會連帶受到影響[13]）。他把更多患者轉診到泌尿科，因而發現了更多攝護腺癌。雖然部分患者可能因此受惠，但更多人得承受無謂治療的副作用。

我覺得這次經驗對喬爾的影響更為全面。他不想再上法庭了，也不想遭人指控說他未開檢驗單。我想他現在開檢驗單的頻率勢必增加了。這也不無道理，我還沒聽過有醫生因為開檢驗單而被告上法院。社會上有很多宅心仁厚的醫生，他們一心想做正確的事，但再好的醫生遇到上述事件，看診行為都可能受到操控。面對診斷式檢測氾濫，醫生老愛把責任推給律師，現在是時候改掉這個藉口了。

若決策者認真想解決過度診斷的問題，就必須要因應不對稱的法律風險，以及「診斷不足得背負刑責、過度診斷則不會有事」的困境。醫生看到已有症狀的患者卻「未做診斷」當然責無旁貸，但若患者是後來罹病且看診當時並無症狀，理應撤銷對醫生的告訴。凡是曾有重大健康問題的患者，都會有段期間雖然罹病卻無任何症狀，而大部分患者在此期間都看過醫生。因此，若說這段時期「未做診斷」，幾乎所有醫生都可能難辭其咎。對於許多病況，我們根本沒有證據顯示篩檢能降低罹患末期疾病的機率，即使我們真的有證據顯示篩檢可以幫助「部分」民眾，也無法幫助身上有成長快速的惡性腫瘤患者，他們的癌症可能未被篩檢發現，或對於治療具有抗性。

所以就算有良好的篩檢，接受篩檢的民眾仍然可能死於癌症。實際上，原告經常提出的論點往往可能有誤。即使以乳房攝影為例（研究資料最豐富的篩檢）當轉移性乳癌的末期患者主張早期篩檢有益，正確率只有五分之一 [14]。醫生對於醫療過失的恐懼，不應該成為健康民眾做更多檢查的理由。正當的理由應該是民眾得知潛在的利弊後，依然選擇接受篩檢。醫生應該有責任告知患者，哪些早期檢測的選項已經證實，但不該對無症狀患者的診斷不足負責。

最後的未知因素：排斥不確定性

我在前文已討論過助長過度診斷的文化力量，但還有另一項動機導致我們意外發現異常。通常，醫生會積極進行檢測的民眾，身上症狀都並不明顯，似乎不像重大疾病。這些檢測部分確實是基於對醫療過失的恐懼，但這並非主要的動機，絕大部分的因素是對不確定性的排斥。我們希望藉由診斷式檢測確定一切安好，讓患者（和自己）放心。

不幸的是，最後可能是兩頭空，反而導致更多不確定性與焦慮感。只要問問麥可就曉得了。他是一家全國男性雜誌的記者，有天打電話來討論攝護腺癌篩檢，但聊著聊著便開始自己的經驗談，提到一個跟攝護腺癌毫無關係的診斷（至少一開始如此）。麥可現年四十多歲，大致上還算健康。他先前發覺背部右側隱隱作痛而就醫，問題是他並沒有生病，沒有發燒、咳嗽、呼吸困難或食欲不振等症狀，單純就是背痛，而且只有深呼吸、咳嗽或向右側躺時才會痛。

這聽起來像是肋膜炎，即肺部黏膜組織發炎。多年來，我們已知道這好發於健康年輕族群，大多數都是病毒感染的結果。過去，大部分的醫生只會依此假設做出診斷，告訴患者不必擔心，疼痛很快就會消失。

疼痛確實很快就消失了。麥可隔天覺得毫無異狀，但醫生開了胸部 X 光檢驗單。放射師表示，X 光片顯示有肺炎的跡象。麥可的醫生聽了難以置信，麥可並沒有肺炎的症狀，包括發燒、咳嗽或呼吸急促。醫生又指示麥可接受胸部 CT 掃描。放射師又發現肺炎的證據，但麥可的醫生依然不相信，要放射師重新評估掃描結果。

詳細檢視後，放射師發現右肺動脈分支中有個微小的血塊，說不定是引起他症狀的原因，只是症狀現在消失了。儘管如此，肺部的血塊引起醫生的注意。麥可立即被注射了肝素以防止血液凝結（讓出血可能性大增），隨後被抬上救護車、接上心率監測器與氧氣罩、緊急送往醫院。

麥可害怕了起來。他住進醫院，但醫生找不到血塊的明顯成因，只提到有時出現血塊意味著有癌症潛伏。麥可現在更擔心了。

麥可接受了各種檢查尋找癌細胞，包括血液化驗、掃描和大腸鏡檢查。他在病床上等待檢驗結果時，陷入了極度負面的思考，開始在腦海設想最糟的情況：「假如是癌症引起血塊怎麼辦？我快死了嗎？我的老婆和孩子該怎麼辦？」

麥可對於可能罹癌的焦慮愈來愈深，但半點癌細胞都沒找到。然而，他後來看了一位血液專科醫生，該醫生建議他終身服用血液稀釋劑。如此一來，他出血的風險永遠比別人高，但會避免未來再出現血塊。值得慶幸的是，故事並未在此結束。一位明智的肺部專科醫生認為這整件事實在太離譜，因此告訴麥可現今的掃描儀器很精密，能偵測到許多健康民眾肺部的微小血塊。這個血塊所處的位置，剛好會暫時引起肺部肋膜組織發炎。他認為，麥可體內血塊造成危害的風險極低，終身服用血液稀釋劑太過極端，要麥可停用血液稀釋劑，重拾原本正常的生活。

麥可照辦了，現在覺得身體沒問題。可是，雖然他知道自己罹癌率是平均值（也許低於平均值，因為家族病史有限），可能罹癌的念頭至今依然揮之不去。他常半夜驚醒想到此事。實際上，這整件事害他出現罹癌恐懼症，嚴重到必須找心理師諮商。麥可和他的醫生都認為，這份焦慮感導致他被診斷出慢性骨盆疼痛症候群──骨盆底肌肉的長期緊繃，造成骨盆、鼠蹊部和生殖器的疼痛，以及攝護腺炎的尿道症狀（儘管攝護腺沒有感染或發炎），這個問題很容易消耗元氣。有鑑於疼痛的位置和攝護腺炎的症狀，他現在很擔心得到攝護腺癌。

因此，肺部一個微小血塊引起的症狀不過一天，最後卻導致了罹癌恐懼症。這份焦慮感進而引發慢性骨盆疼痛，而伴隨的症狀又讓麥可憂心自己有攝護腺癌。他時常會納悶，假如當初沒有就醫，是否一切都會比較好。

一味追求確診可能造成嚴重的後果。自從麥可分享了親身經驗後，我不時都會細細回想。我們是哪裡出錯了？為何要開 CT 掃描單？為何醫生看到病人沒事後，並未就此收手？也許他害怕挨告，但我不大相信。為何放射師沒有收手？可能 CT 掃描機是她個人財產，因此想要多賺一筆，但我也不大相信。我的推測是，兩位醫生都盡可能想找出確切的病因，心想自己要給麥可最佳的醫療照護，卻沒有考量到追求確診的缺點，即沒有考量到過度診斷的問題。

注

1. R. M. Neer, C. D. Arnaud, J. R. Zanchetta, et al., "Effect of Parathyroid Hormone (1–34) on Fractures and Bone Mineral Density in Postmenopausal Women with Osteoporosis," *New England Journal of Medicine* 344 (2001): 1434–41

2. 雖然上頭引用的製藥公司研究蒐集了有症狀與無症狀壓迫性骨折的資料，公布的結果只有兩者結合的數字。

3. 我覺得有必要補充說明，我的部分祖先十分認真信奉資本主義。我的高祖在十九世紀中葉創立了一家銀行，提供聯邦政府資金挹注於南北內戰，到了下一世紀銀行則由他的子孫管理。

4.　「看不見的手」（invisible hand）是經濟學家用來形容市場具有自我調節機制，可以帶來有利於社會的結果。雖然常有人說該詞出自亞當・斯密（Adam Smith）與他在一七七六年的著作《國富論》（*The Wealth of Nations*），但他其實只用過三次。

5.　這只是完全競爭市場必備條件的眾多表述方式之一，並非要提供完整的清單。我的重點放在明顯不符完全競爭市場的醫療照護條件。完全競爭市場最基本條件通常沒有人提到：市場是替可交易商品定價的工具，因此要有市場出現，消費者必須清楚並支付該價格（我的清單上頭兩項必備條件）。經濟學家最常提到的完全競爭市場條件是完整的資訊與完全的理性（清單上第三、四項必備條件）。另外，還有完全競爭的條件：買賣雙方都只能接受市場價格，無法影響需求（最後一項必備條件）。其他沒列入的完全競爭市場條件包括進入市場沒有障礙（顯然不符合，畢竟醫生的受訓時間很長），沒有外部性或公共財，以及沒有資訊成本。

6.　參 考 Maryann Napoli, "PSA Screening Test for Prostate Cancer: An Interview with Otis Brawley, MD," May 2003, http://medicalconsumers. org/2003/05/01/psa-screening-test-for-prostate-cancer/

7.　對於醫療逐漸商品化最為大力撻伐的人當屬阿諾・瑞爾曼（Arnold Relman）。一九八〇年，瑞爾曼醫生擔任《新英格蘭期刊》編輯時，發明了「醫療產業複合體」一詞。他所寫的《第二意見》（*A Second Opinion*）（New York: Public Affairs, 2007）簡單扼要地論述，醫療從一門專業變成企業經營是一場災難，值得一讀。

8.　H. G. Welch, "Campaign Myths: Prevention as Cure All," New York Times, October 7, 2008

9.　這是根據 OpenSecrets.org 的資訊，該網站把醫療專業人士列為國會議員第五大政治獻金來源，藥廠排名十七、醫院／療養院排名二十一、醫療服務排名四十。全部加起來，醫療照護是第三大的獻金來源，僅次於退休人士和律師，參考：http://www.opensecrets.org/industries/mems.php.

10.　Gina Kolata, "Forty Years' War: Grant System Leads Cancer Researchers to Play It Safe," *New York Times*, June 27, 2009, http://www.nytimes. com/2009/06/28/health/research/28cancer.html?_r=1

11.　F. B. Palumbo and C. D. Mullins, "The Development of Direct-to-Consumer Prescription Drug Advertising Regulation," *Food and Drug Law Journal* 57 (2002): 423–43

12. H. Moses, E. R. Dorsey, D. H. Matheson, et al., "Financial Anatomy of Biomedical Research," *Journal of the American Medical Association* 294 (2005): 1333–42

13. A. H. Krist, S. H. Woolf, and R. E. Johnson, "How Physicians Approach Prostate Cancer Screening Before and After Losing a Lawsuit," *Annals of Family Medicine* 5 (2007): 120–25

14. 這個預計值假設篩檢可以減少死亡率達 20%。換句話說，假如沒做篩檢，五名女性死於轉移性乳癌；有做篩檢，四名女性死於轉移性乳癌。若五名女性都主張篩檢會救自己一命，只有一人所言不假。

第十二章
認清全局

　　現在，你已大概了解過度診斷牽涉的層面有多廣。你知道各式各樣的病況都可能出現過度診斷：無論是數值的異常（像高血壓和高膽固醇）、身體內部異常（無論是你的膝蓋或胎兒）或最令人害怕的異常（癌症），都會有過度診斷的情形。你知道這是許多不同機制交互作用的結果：藉由更多篩檢拚命尋找毛病、調降異常門檻以擴大罹病定義、多做診斷式檢測驗來提升意外發現異常的機率等。你知道民眾有多容易被故事和數字給誤導，以為早期診斷必定對自己有益。你也知道賺錢的欲望與真心的信念結合後，共同造就了現今的醫療文化，堅信「愈早診斷愈好」。我在此想回到宏觀的視角，幫助你思考早期診斷是否真的值得。

上午巡房

　　大部分的醫生上班第一件事就是巡視病房，仔細檢視住院患者的病症與康復情況。我認為複習本書先前舉過的病例，有助我們看到過度診斷的全貌。現在不妨花個幾分鐘，仔細瀏覽**表12.1**每名患者病況摘要。

多做早期診斷唯一值得肯定的動機，就是幫助民眾避免末期疾病的不良後果。在理想的世界中，診斷必定帶來效益：症狀減少、住院減少、健康的壽命延長。然而，在現實世界中，診斷也伴隨著危害。相較於診斷救人一命的案例時有所聞，診斷危害民眾健康的案例少之又少。但受害的民眾確實一直存在，有些危害輕微，有些則相當嚴重。正因如此，我才想分享這些患者的故事。

診斷的危害分為三類。首先，所有患者都受到診斷過程的心理衝擊。遭到貼上某項診斷的標籤，可能會讓人感到格外脆弱——覺得有事不對勁、需要一直擔心。只要問問萊拉、安基爾小姐或麥可就知道了。這個診斷導致的脆弱，有損內心的踏實與韌性，而在許多方面來看，踏實與韌性才是健康的定義。所以說來諷刺，及早多做診斷的宣導，可能有違健康社會的目標。若你不在意患者承受的心理創傷，或認為這只是早期檢測疾病很小的代價，不妨思考對醫療照護體系更切實的危害：診斷讓醫療險更難申請、更加昂貴。更糟的是，有些患者確診後甚至遭到退保。

第二，大部分的患者都會經歷後續醫療干預的衝擊，可能是治療或更多診斷評估，這通常伴隨著無數的麻煩事：接不完的電話、約不完的診、藥物調整，以及更多檢測、更多監測、更多處方等等。萊拉、貝克先生和麥可必須應付這些麻煩事。我認為，大部分的人都會同意，上述種種不便，也可以視為診斷的危害。

但最嚴重的危害非第三類莫屬：部分民眾承受診斷後醫療干預的負面影響。這些負面影響可能是暫時（譬如貝禮先生突然昏厥或萊拉的食道炎）、長期（羅伯茲先生摔斷的脖子）或永久（艾薩克的性功能障礙），從藥物副作用、手術併發症到需要住院的問題，連死亡都有可能。唯有當利大於弊，診斷才有價值。診斷的潛在效益跟異常區間直接相關；換句話說，就是跟診斷出的病況嚴重程度相關。你可能會好奇，我為何要用「潛在效益」而不直接用「效益」一詞，原因就是實際效益不僅跟異常區間有關，也跟治療效果大小有關。即使潛在效益可能很大，假使治療效果不佳，實際效益也會很小。

對於僅有輕微異常且注定會健健康康的患者，診斷與治療顯然不具潛在效益。同理可證，治療有嚴重異常、具立即生命危險的患者，則有很大的潛在效益。至於異常介於兩者之間的患者，潛在效益則屬於中等。如你所知，輕度高血壓導致心臟病發或中風的機率，遠遠低於重度高血壓，因此診治貝禮先生（患有輕微收縮期高血壓）的潛在效益，遠遠小於診治勒梅先生（到院時胸痛且血壓極高）的潛在效益。但異常區間與診斷潛在效益的關係，並不限於高血壓，可以套用於幾乎所有病況。由於除了勒梅先生之外，這些我們巡視過的患者都僅有輕微異常，因此診治其中任何一人的潛在效益必定很小（說不定還無效益可言）。

那診斷的危害呢？永遠都在，有時輕微、有時嚴重，但跟效益不同的是，診斷的危害跟異常區間相關性並不高。診斷相關的焦慮感很可能較受標籤化（譬如被告知罹癌）與個人反應的影響，而跟病況在異常區間的位置較無關係。同樣地，後續追蹤與

表 12.1　本書中所列患者病況的潛在利弊摘要

患者	診斷出的病況	可能效益
勒梅先生 五十七歲 胸痛（第一章）	重度高血壓	大幅降低未來五年不良健康事件（中風、心臟病發或死亡）發生率：從80%降至8%
貝禮先生 八十二歲 佛蒙特農夫（第一章）	輕度高血壓	降低未來五年不良健康事件（中風、心臟病發或死亡）發生率：從18%降至13%
羅伯茲先生 七十四歲 潰瘍性大腸炎控制良好（第二章）	輕度糖尿病	減少糖尿病併發症發生率
萊拉 六十五歲 常到佛蒙特避暑的紐約人（第二章）	骨質缺乏症 可能有甲狀腺癌	無已知效益
艾薩克 五十歲 腫瘤科醫生暨學者（第四章）	PSA 篩檢發現的初期攝護腺癌	頂多略為減少攝護腺癌死亡率（每篩檢一千人，約有一人受惠）
貝克先生 六十歲 聲音沙啞（第七章）	意外發現腎臟癌	無已知效益
納塔莉・安基爾 懷有身孕 《紐約時報》科學記者（第八章）	胎兒患有內翻足	無已知效益
史密斯小姐（虛構人物） 二十歲 接受基因體現況掃描（第九章）	未來疾病「風險」不一	無已知效益
麥可 男性雜誌記者（第十一章）	肺部血塊	減少日後血塊發生率

過度診斷的可能性	所受危害
零 （出現該病症狀）	最小：治療引起的麻煩
中	中等：藥物降低血壓而昏厥
幾乎確定過度診斷 （之後未受治療， 也未出現症狀）	嚴重：藥物降低血糖，造成開車昏厥，摔斷脖子
高	中等：藥物導致食道炎與起疹子、可能患甲狀腺癌的焦慮、相關檢測與後續追蹤
高 （受惠於篩檢機率 僅五十分之一）	中等：疲倦影響工作六星期 嚴重：性功能障礙
確定過度診斷 （從未接受治療也無症 狀，死於其他原因）	中等：腎臟癌的診斷、相關檢測與後續追蹤、焦慮 （注意：若他接受無謂的手術，危害可能更嚴重， 包括腎衰竭、洗腎或甚至死亡）。
確定過度診斷 （嬰兒沒有內翻足）	嚴重：懷孕有一半時間重度焦慮和低潮
高	未知：對未來的焦慮、後續檢測、可能的醫療干預
高	中等：後續檢測和治療 嚴重：對癌症的焦慮

治療帶來的麻煩因素也相對獨立，跟建議的治療與提供治療的體制較為相關。異常區間與第三類危害（醫療干預的負面影響）的關係變動較大。異常嚴重時，危害可能較容易發生。舉例來說，具有嚴重異常的患者，手術出現併發症的機率較高，因為手術本身較為複雜也容易出錯。但像高血壓和糖尿病等由數值界定的病況，對於輕度異常的患者來說，藥物副作用產生危害的機率很可能更高。貝禮先生治療後導致低血壓而昏厥的機率高於勒梅先生，原因很簡單：貝禮先生的血壓本來就相對較低，而勒梅先生的血壓本來就太高，藥物不太可能把血壓降得過低。

所以重點就是，儘管診治的潛在效益與異常區間高度相關，但診治的危害卻並非如此。**圖 12.1** 說明了這些關係：隨著異常愈來愈嚴重，代表潛在效益的直線也急劇上升，代表危害的直線則呈現平坦（因為斜率可能略為偏正、偏負或介於兩者之間）[1]。

理論上來說，簡單計算便可以評估診斷的淨效應（淨效應＝效益）的危害。但實務上來說，遠比這個算式複雜許多。另一個問題就是，假如治療無效，實際效益可能遠比潛在效益小許多。再來，有關診治利弊的可靠統計數字通常無法取得。還有蘋果比橘子的問題：效益與危害根本不同，難以放在一塊衡量（例如，為了稍微降低心臟病發的機率，你可以容忍額外看診與昏倒幾次）。但複雜歸複雜，你得清楚掌握一項基本原則。最可能獲得效益的患者，身體的異常最為嚴重；相反地，最可能受到危害的患者，身體的異常最為輕微，可參考**圖 12.2** 兩條線之間的陰影區域。

其中的概念很單純，重度異常就有必要診治，因為可能獲得

圖 12.1　異常區間與診治潛在利弊的關係

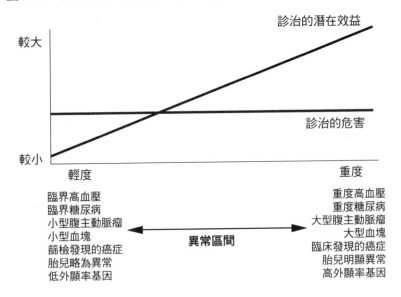

淨效益。至於輕度異常的最佳策略可能是不予理會，否則可能產生淨危害。實際上，一開始可能最好連檢查都不要。

檢測輕度異常的濫觴：過度外推的問題

　　你可能以為，所有醫生都了解其中的取捨，實則不然。儘管早期診斷牽涉許多關鍵的差異與拿捏，醫界許多擴大診斷定義以納入輕度異常的舉措，都不大引發爭議，反而廣受接納。多做診斷的背後邏輯如下：首先，醫學確認某干預行為能改善一個高風險群的重要健康指標，再來就有人猜想：凡是有益於異常區間重度端（高風險群）的醫療干預，很可能也有益於輕度端（低風險

圖 12.2　異常區間與診治淨效益的關係

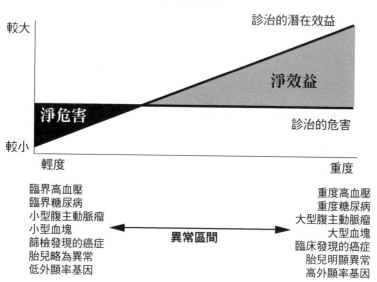

群）。這正是過度外推的問題。

　　從實務角度來看，從重度異常外推到輕度異常的問題在於，我們通常不曉得是否輕度異常的民眾能獲得相同的重大治療效益。所謂「重大效益」，我指的是避免死亡或重大的疾病併發症（譬如髖部骨折或末期癌症）。這些狀況鮮少出現在僅有輕度異常的患者身上，因此需要大量的研究，確認治療對該群體是否重大效益。這些研究所需的規模，可能大到超過我們能力所及[2]。所以，研究人員改為關注較不重要但較易估算的結果（像是骨質密度或 PSA 指數）。就連最初檢視時看似重大的結果，實際上可能更加模稜兩可：脊椎壓迫性骨折（患者不見得感覺得到）或微小癌細胞的出現（不見得會變大）。這些模糊的替代結果可能看得出效益，但這些結果的改善不見得真的代表重要的改善，即民眾是否感到更加健康或活得更久，往往只能憑藉著單純的信念，從可量測的效益推估重要效益的存在。但重要的效益小又以難判定，很容易就被相關的診斷危害、麻煩因素與干預的負面影響給掩蓋（只是這些危害通常不會納入考量，遑論確切量化）。

　　一旦認定對高風險群有益就是對低風險群有益，便是為更多診斷鋪路。若醫生也照辦（通常都會如此），便等於為更多危害鋪路。由於多做診斷意味著我們診斷的患者僅有輕度異常，較不可能導致症狀或死亡，因此就會出現許多過度診斷。加上我們不知道哪些人被過度診斷，往往會一律進行治療。但被過度診斷的患者無法受益於治療，只會從中受害。所以這些診斷所認定的「新」患者，蒙受淨危害的機率比以前高出許多。

　　更多的診斷會鞏固惡性循環，進而促使醫生多做診斷。換句話說，這就是正回饋迴圈[3]，即某個結果自我增強，不斷擴大原本的影響。**圖 12.3** 顯示多做診斷何以帶來更多診斷。以下是迴圈發生的過程：某地某名醫生進行過度外推，提出某項建議，導致更多診斷；也許建議是進一步篩檢，或擴大異常的定義，或更多一般檢查。醫生立即注意到異常比原先料想得還多，這本身又引發更多診斷。再來，該群體的衛生統計數字（即反映多少人罹患該病〔盛行率〕或多少人新確診〔發生率〕）上升。如今，該群體看似比先前預料得更不健康。有人會用「大流行」來形容。為了不漏掉任何病例，醫生建議做更多診斷。同時，異常區間逐漸往輕症移動。醫生也注意到這點，發覺一般「患者」疾病比過去輕微，康復狀況也較好。這件事本身被視為一項成就，即醫療

發達的結果，因而做更多診斷。疾病衛生統計數字（譬如五年生
存率）看似改善，有人就用「救命」來形容，為了「拯救」更多
性命，診斷愈多愈好。

社會大眾的自我增強循環

　　更多診斷、隨之而來的「流行病」，以及檢測可以救命等主
張，也讓社會大眾想尋求更多診斷。民眾早已被篩檢宣導的訊息
給轟炸，來源可能是醫生、公共衛生官員、媒體甚至自己的母
親，因此已內建了這樣的反應。沒有人鼓勵民眾用思辨的眼光來
看這些宣導，也沒有人教導民眾如何判斷這類訊息是否有扎實科
學基礎，或只是為特定利益宣傳。但令人意外的是，隨著民眾接
受的檢測愈來愈多，檢測結果本身也導致更多檢測。這是第二個

圖 12.3　促使醫生多做診斷的自我增強循環

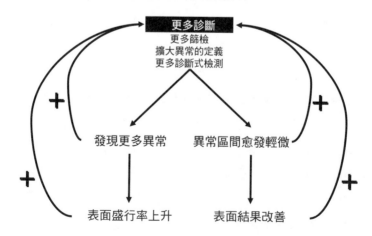

自我增強循環，可以參考**圖12.4**。無論檢測結果正常與否，這個循環都持續運作，不僅影響受檢測的個人，還影響聽到這些故事的親友和認識的人。

想要了解這個循環，不妨想像你並無症狀但決定接受篩檢。我們先從最常見的結果開始：你的篩檢結果呈現正常。為了說服你接受篩檢，有人（也許是醫生、朋友、雜誌文章作者或廣告宣傳文案寫手）表示，你的身體可能生病了，雖然現在沒有症狀，但說不定會導致重大後果。不過，如今篩檢結果正常，排除罹病可能性，你的心情大好。你與其他有類似狀況的人，開始變得熱衷於篩檢。其中運作機制很容易了解。如果現在你聽說了某個腦癌篩檢的宣導，類似的篩檢宣導並不少見。舉例來說，腦瘤基金會最近就把「早期檢測之路」（Road to Early Detection）這台行動

圖 12.4　鼓勵更多檢測的自我增強循環（不論結果如何）

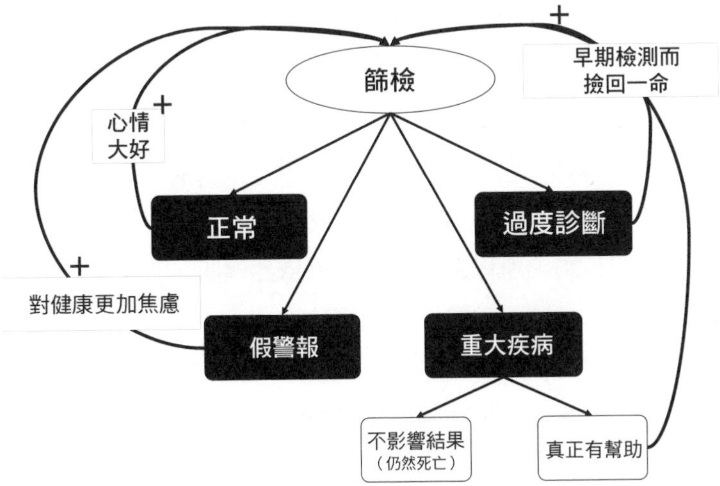

腦部掃描機帶到美國國會,希望掃描美國政治領袖們的腦部,看看是否有腫瘤存在(當然,也藉此爭取對計畫的支持)。這是他們在官網上的文字:

> 所有腦瘤患者中,超過半數的腫瘤若早期發現,都可以在身體出現症狀前成功切除。唯一及早檢測出腫瘤的方式是運用 MRI 腦部掃描。藉由提供初期腦瘤檢測與後續治療,可以拯救數千條人命。
>
> 我們已習於把乳癌、大腸癌、攝護腺癌等癌症納入常規篩檢——為何不把腦癌也納入呢[4]?

讀完這段話,你有什麼感想呢?

首先,你可能會開始擔心自己有腦瘤,如果聽說最近有人確診腦瘤,也許是朋友或公眾人物(像是已故參議員甘迺迪〔Edward Moore "Ted" Kennedy〕,在腦部掃描機到華府前幾個月確診),你可能更會加倍擔心。所以你去做了掃描,頭部進到機器裡時還有點緊張。等待結果的過程中,你愈來愈焦慮。罹患致命癌症的可能性似乎更真實。現在想像你得知結果,自己並沒有腦瘤。你鬆了一口氣,知道自己健健康康。當初檢測真是做對了,因為讓你放下心中的石頭,所以為了確保自己依然健康,未來當然有理由再做一次,而且還要鼓勵朋友也去檢查。

但真的是如此嗎?基本上,提倡早期診斷的制度,先帶給民眾一些焦慮感,然後用篩檢加以消除。部分人士已指出,這份安心感只是假象——單一篩檢結果正常,幾乎不影響你死於癌症的整體機率[5]。儘管如此，任何正常掃描結果帶來的安心感，都會對未來檢測帶來正回饋。這個正回饋迴圈還有另一個相關現象：一旦你對某疾病升起了焦慮感，就會不放棄任何未來可避免罹病的機會。實際上，若你沒做篩檢卻生了病，就會覺得是自己害的[6]。這種「預料中的懊悔」讓人寧願多做檢測。

現在想像一個不同的檢測結果：如果你得到假警報。所謂假警報，指的是檢查結果令人憂心，但最後證明是虛驚一場。這些稱為偽陽性結果（false-positive results），在癌症篩檢中十分普遍（占了所有結果的 5% 到 15%）[7]。以上述例子來說，假警報就是腦部掃描呈現某種異常，有個可能是癌細胞的小腫塊，看起來頗為嚇人。為了判斷腫塊為何，醫生就得幫你做切片。手術時，醫生在你頭顱鑽一個孔，再用一根極細的針，擷取一小片腫塊。結果一切順利，腫塊並不是癌症。你大大鬆了一口氣，對於逃過一劫感激不已（我有位腫瘤科醫生朋友曾開玩笑說，我們只要告訴大家檢查結果報告疑似癌症，過了一個多星期再跟他們說其實是虛驚一場，就可以讓所有人心情大好）。

有意思的是，你也許以為假警報會讓後續檢測的意願降低，但實際上，鮮少有人會因為短期焦慮而生氣。我與同事進行過一項全美調查，曾經歷過癌症篩檢假警報的美國人中，超過四成把那段經驗形容為「非常可怕」或「這輩子最害怕的時刻」。但回想起來，幾乎所有人都說很「慶幸」自己做了篩檢[8]。有驚無險後鬆一口氣的感受，加上對於自身健康仍心有餘悸[9]，都會成為以後多做檢測的正回饋（positive feedback）。

　　但若不是假警報呢？假設你得知自己真的罹病，像是腦癌該怎麼辦？即使如此，你可能還是會有一線希望。腦瘤基因會網站提到「事實上，所有腦瘤患者中，超過半數的腫瘤若早期發現，都可以成功切除。」（注意：這個說法並沒附上來源，我也找不到任何資料佐證；但若半數患者都被過度診斷，這當然貌似很有道理）。所以你同意開刀。假如一切順利，你就會以為自己是因為早期檢測撿回一命。其他人也會抱持相同看法。這是支持更多檢測最強而有力的正回饋。但真相是，沒有人知道究竟你是得到致命癌症，或其實被過度診斷了。

　　真正諷刺的是，篩檢造成愈多過度診斷，篩檢本身也愈受歡迎 10。過度診斷愈頻繁，民眾愈容易得知其他確診的患者。這會喚起他們的個人風險意識──檢測因此變得格外重要。而更加增強篩檢意識的是，過度診斷增加也讓更多人相信，自己或親友是因為篩檢而撿回一命。別忘了，被過度診斷的患者通常復原狀況極佳，所以很容易以為是及早檢測的功勞。只要這個循環一出現，這些影響就會持續下去，就算無其他促進篩檢的力量介入（譬如篩檢有利可圖或真心相信篩檢）也一樣。如此一來，想要停止行之有年的篩檢便難上加難，即使醫界認為這麼做才是對的事。無論篩檢經驗為何，社會大眾往往會尋求更多檢測 11。

颶風預防措施：早期診斷困境的類比

　　早期診斷弊大於利的主張有違一般直覺。偶爾運用其他例子，有助我們認清全局。幾年前，二〇〇五年可怕的颶風季後，我讀到一個關於預防颶風的點子，剛好極適合當成醫界主流疾病預防措施的類比，以下是《華盛頓郵報》報導的摘要：

> 莫希・艾拉瑪諾（Moshe Alamaro）有個小型計畫。準備好一批遠海運輸船，每艘上頭載著十到二十個噴射引擎，全部都尾部朝上。運輸船裝滿航空燃料，把引擎拖進迎面而來的颶風路徑上，然後將引擎全部點燃。
>
> 若一切順利，這些噴射引擎會引發一個個小型熱帶風暴，艾拉瑪諾說：「就像引擎逆火一樣」，從而略為降低海洋表面溫度，讓颶風愈靠近海岸就愈減弱[12]。

這些工程師的點子，類似美國西部對抗森林大火的現行方法——逆火。逆火是在野火路徑上故意縱火，原理就是先用盡森林大火蔓延所需的條件，也就是氧氣和燃料。而「逆颶風」的原理則是用盡颶風持續旋轉所需的能量（熱），即使是小型的干擾也可能改變颶風的路徑。

這是很值得玩味的想法。然而，工程師也承認，他們也不確定是否真的有用。颶風抵達墨西哥灣時，覆蓋的面積已非常大——直徑往往達數百英里，威力十分驚人，需要一大堆逆颶風同時運作才行。工程師們明白這點，因此思考了不同的方式。颶風形成時規模很小，通常在西非外海。假設他們能及時讓載滿燃料的運輸船橫越大西洋，就不需要太多逆颶風來消滅颶風。換句話說，只要及早追上颶風，應付起來就較容易。聽起來熟悉嗎？這就是早期診斷的基本主張。

　　值得肯定的是，工程師也坦承這項方法有其副作用。沒錯，他們也許能消滅災難性的颶風（像是橫掃紐奧良的卡崔娜颶風，或一九三八年肆虐新英格蘭地區的強烈颶風），但也會消滅出現頻率高出許多的小颶風，他們通常注定會在北大西洋上空消散。

　　凱瑞・伊曼紐（Kerry Emanuel）表示：「麻煩的地方就是，你得在花費的力氣與所得的資訊之間取捨。你愈早採取預防措施，花費的力氣愈少，但結果也愈難預測。」

　　所謂難以預測，即可能會改變原本要前往北太西洋的颶風路徑，導致颶風直接轉往邁阿密前進。這就是早期診斷的困境。

注

1. 為了繪製圖 12.1，我必須選擇診治危害與異常區間的關係。有鑑於斜率可能略為偏正或偏負，我選擇了水平線。假如我選的是偏正斜率（異常愈嚴重，危害愈大──譬如手術的例子），圖 12.2 中淨危害的區域看起來會較小。假如我選的是偏負斜率（異常愈嚴重，危害愈小──譬如高血壓的例子），淨危害的區域看起來會較大。

2. 別忘了，雖然小型短期研究就能呈現整體的影響（退伍軍人署〔VA〕針對重度高血壓所做的合作型研究只需要追蹤約一百四十名患者近兩年），但大型長期研究才能呈現細微的影響（一般乳房攝影的隨機分派試驗追蹤五萬名女性長達十年以上）想研究針對低風險群的醫療干預，代表研究人員在尋找細微的影響，因此需要大型長期研究──有時大型到或時間長到永遠無法完成。

3. 正回饋迴圈指的是系統回應干擾的方向與干擾本身一致──即系統加速整個過程，干擾會自我增強。回到文中例子，更多診斷導致診斷增加。

4.　參考 http://www.roadtoearlydetection.org/educate.shtml.

5.　A. E. Raffle and J. A. Muir Gray, eds., *Screening: Evidence and Practice* (New York: Oxford University Press, 2007)

6.　E. Silverman, S. Woloshin, L. M. Schwartz, et al., "Women's Views on Breast Cancer Risk and Screening Mammography: A Qualitative Interview Study," *Medical Decision Making* 21 (2001): 231–40.

7.　關於偽陽性的篩檢結果，可以參考拙著《我應該接受癌症篩檢嗎？》（*Should I Be Tested for Cancer?*）(Berkeley: University of California Press, 2004) 第二章，裡頭有詳細的討論。

8.　L. M. Schwartz, S. Woloshin, F. J. Fowler Jr., and H. G. Welch, "Enthusiasm for Cancer Screening in the United States," *Journal of the American Medical Association* 291 (2004): 71–78

9.　C. Lerman, B. Trock, B. K. Rimer, et al., "Psychological and Behavioral Implications of Abnormal Mammograms," *Annals of Internal Medicine* 114 (1991): 657–61

10.　稱為「篩檢的人氣悖論」，參考 Raffle and Muir Gray, eds., *Screening*, 68

11.　這兩種自我增強循環也許可以說明為何醫生和患者都不願減少子宮頸癌篩檢頻率，參考 K. R. Yabroff, M. Saraiya, H. I. Meissner, et al., "Specialty Differences in Primary Care Physician Reports of Papanicolaou Test Screening Practices: A National Survey, 2006 to 2007," *Annals of Internal Medicine* 151 (2009): 602–11; and B. E. Sirovich, S. Woloshin, and L. M. Schwartz, "Screening for Cervical Cancer: Will Women Accept Less?" *American Journal of Medicine* 118 (2005): 151–58

12.　Guy Gugliotta, "One Researcher's Plan: Fight Storms with Storms," *Washington Post*, October 3, 2005

結語
減少診斷、追求健康

　　我認為，過度診斷是當代醫學的最大問題，攸關幾乎所有身體病況，已導致數百萬人無謂成為患者、對自身健康備感焦慮、接受不必要的治療、承受過度診斷伴隨的不便與財務負擔等。過度診斷也讓本已負擔過重的醫療照護體系，增加了巨額成本。而所有造就並加劇問題的各股力量（金錢利益、真心信念、法律問題、媒體報導和自我增強循環），都是解決問題的巨大障礙。

　　一般很容易遽下結論，以為解決辦法是少看醫生，但這個結論並不正確。容我重述前言所說，問題不在於生病時是否該找醫生就診。醫療照護給予生病的患者很大的幫助。問題在於當你並無感到異狀，醫生應該多仔細尋找身體的毛病？

　　我們都必須對於早期診斷的原則，抱持更保留的態度。我曉得這樣的思維轉變非常困難。幾乎每個人都說及早篩檢絕對有益，聽起來似乎就是真理。任何人提出了不同意見，便顯得危險又不負責任。但有時，學界思維真的需要轉變。

改變既有思維困難重重

為了專注完成本書，我向原屬學校申請休了年假，回到從小生長的洛磯山脈西部（Rocky Mountain West）。休假最棒的事之一，就是認識新朋友、學習新事物，可以藉此有不同的思考。我年休大多數時間都待在波茲曼（Bozeman）蒙大拿州立大學，接觸許多地質學知識。這並不令人意外，因為附近就是大黃石生態系（Greater Yellowstone Ecosystem），充滿著近期地質活動的證據，包括火山、地震和冰河。但令人驚訝的是，我在那裡得到的地質史知識似乎跟早期診斷的思維有雷同之處。

若你曾開車穿越華盛頓州東部，就曉得這一帶的景色大多光禿禿，涵蓋美國數一數二貧瘠的土地，乾燥、多岩又無植被，但一點也不平坦，反而刻著一條條大型辮狀河道，穿越堅硬的岩層，有時寬度延伸超過一英里。另外還有巨型坑洞、既窄且深的狹谷與大瀑布遺址。此地獨特之處在於，你找不到形成這些地貌的必要物質：水。

J・哈倫・布瑞茲（J. Harlen Bretz）是率先研究此處地貌的地質學家，他把這裡稱為「河道滿布的惡地」（channeled scabland），認為造成如此景觀的是突如其來的大洪水，而且規模之大至今後無來者，像是數天內把整座密西根湖的水量倒進伊利諾州。一九二三年，布瑞茲發表了一篇論文，扼要提出他的論點。但這對主流的地質學思維來說，簡直是異端邪說。當時，地質學家認為周遭環境是緩慢過程與弱作用力的綜合影響，歷經漫長的時間形塑而成。地貌固然會改變，但速度相當緩慢，動輒以數十萬年計。如今有理論主張曾發生類似大洪水的災變，勢必會引發主流地質學家的不滿，畢竟他們畢生的研究心血，是立在細微變化的基礎上。

果不其然，布瑞茲在一九二七年美國地質學會（Geologic Society of America）會議上發表自己的研究後，蒙大拿大學一位地質學榮譽教授描述了與會人士的反應：

> 　　一群對他猛烈抨擊的知名學者，把會議變成了所謂的辯論，但說是突襲還比較合理。部分與會人士還用凌遲來形容。數位在場的知名地質學家，批評布瑞茲的論點，言詞難聽到儼然是人身攻擊。從各方面來看，此舉都在丟自己的臉，尤其是部分撻伐最猛的學者，根本沒去過惡地，也對於那些巧奪天工的地貌毫無了解。他們的理由完全是根據一條金科玉律：緩慢過程、弱作用力與漫長時間[1]。

你可能已猜到，我之所以要分享這則故事，是因為布瑞茲的論點最後獲得證實。美國地質調查所（U.S. Geological Survey）的地質學家喬瑟夫・帕迪（Joseph Pardee）發現了洪水的源頭：密蘇拉冰湖（Glacial Lake Missoula）。這座巨大的湖泊位於蒙大拿州西部，由冰河時期的冰壩所形成。大陸冰層從加拿大向南推進，擋住了哥倫比亞河流域的源頭，水位隨之升起，最後高到（將近兩千英尺）沖破冰壩，釋放大洪水。驚人的是，這個循環一再重覆，導致出現大約四十次的大洪水。

但貝瑞茲的理論要數十年後才廣受接納。一九七〇年拍攝的衛星影像，有助釐清上述洪水的歷史。這項觀念受到接納後，地質學家便在世界各地[2]損毀的冰壩，發現大洪水的證據。當然，即使貝瑞茲的理論正確，也不代表地質學原本的圭臬再不適用。大部分地質結構都是藉由緩慢過程、弱作用力和漫長時間所形成，只是並非永遠如此。大災變確實會發生，所以真相其實更為細膩。

我之所以想貝瑞茲的故事，是為了讓你稍微了解改變「科學」既定思維的困難。正如地質學，醫學也有自己的既定思維，最為人所知的便是堅信對早期診斷價值。但部分醫生一直在質疑這項思維，有些人甚至已對此提出疑問數十年。沒有人說早期診斷永遠錯誤，有些情況當然是及早治療較好。但早期診斷的思維也非永遠正確，當我們一味尋找愈來愈早期的疾病樣貌，便較可能失去早期診斷的正當性。

就一方面來說，貝瑞茲面對的挑戰不算太大。緩慢過程、弱作用力和漫長時間這項地質學既定思維，僅限於一小群地質學者。相較之下，早期診斷的典範早就傳播到醫學圈子之外，現今已廣受社會大眾接納，所以改變更是難上加難。想想二〇〇九年發生的事便可見一斑：當時美國預防服務工作小組建議，四十多歲的女性應考慮暫緩乳房攝影檢查到五十歲，五十歲後也不必每年篩檢，兩年一次即可。該建議提出不到兩星期，衛生及公共服務部便宣稱對小組建議毫不知情，小組成員被迫前往國會說明；參議院還通過一項修正案，要求乳房攝影得有保險給付（肺癌和卵巢癌篩檢也比辦照理，但目前仍無可靠證據支持這些篩檢的效益，反而可能引發重大危害）[3]。

必備心態：對早期診斷抱持適度懷疑

我們所有人都得用更審慎的眼光看待早期診斷，認知到這可能是一把雙面刃：也許能幫忙一些人，但也能傷害其他人。我與同事把這個心態稱為「適度懷疑」；以此來說，你的懷疑態度其實有助自己維持健康。想要更審慎地看待早期診斷，不妨用更客觀的角度來思考。

首先，建立脈絡有助理解為何人會生病。標準答案都會結合遺傳與環境兩項因素。不妨把你的基因當成改變不了的東西（至少目前仍無法改變），而環境（周遭事物、飲食等等）的可塑性較高。部分無法改變，但很多都可以——尤其是個人習慣，無論好壞皆然。當然，一般人生病還有另一項原因：運氣不好。即使具有相同基因型與生長環境的人，也可能有不同的健康狀況。誰罹患惡性癌症或其他疾病，機率必定占了一部分的影響，生物學家可能會說，這是遺傳與環境交互作用難以預測的特性，但我們多半會稱之為倒楣。

了解生病的原因之所以重要，是為了讓每個人務實地看待自己影響未來罹病風險的能力。儘管部分風險是操之在個人手中，絕大部分是無法掌握，就連從不吸菸的民眾，都可能罹患公認最容易避免的疾病——肺癌。另外一項原因，是讓每個人務實地看待醫生預測未來罹病風險的能力。簡單來說，其中牽涉許許多多的因素，複雜到侷限了早期診斷的價值，其中又以運氣這項不確定因素，讓人難以知道誰在未來會受惠於現在的行動。

第二，想要客觀看待早期診斷，就得看重症狀的角色。早期診斷無視症狀出現與否，但症狀非常重要，因為提供了當前病況的資訊，多少反映受益於治療的可能性。有無症狀是評估異常是否嚴重的關鍵，因為症狀通常是嚴重問題最可靠的指標[4]。這並不是說所有症狀都是重大疾病的警訊。但一般來說，身體出現異常且有症狀的個人，健康亮紅燈的機率，大於身體有相同異常但無症狀的個人。另外，症狀的出現代表有復原的餘地。從最實際的層面來看，有症狀的患者當下承受健康不良的苦果，於是詢求醫生的協助。這截然不同於目前健康但未來「可能」生病的人。醫生依然會提供協助，但很難讓本來就沒事的民眾更感健康，不幸的是，反而還可能搞砸他們的心情。我們終究得從不同角度思考這兩群人。

原因很單純：當下有症狀的患者能判斷醫療干預是否有效。若你吃藥後頭痛沒改善，可能就會認為藥沒有效。相反地，若你吃藥後二十分鐘頭不痛了，可能就覺得藥很神奇。做出這類判斷的前提，是得有能降低未來罹病風險的治療。舉例來說，若你服用膽固醇藥或做癌症篩檢，並不會感覺到未來心臟病發或癌症死亡的機率降低，因此我們需要審慎看待有關早期診斷的籠統論點。有症狀的患者可以自行判斷治療效益[5]，無症狀的民眾則沒辦法。因此，我才會主張務必要用隨機分派試驗來仔細評估，以判定早期診斷對無症狀民眾的效益。

早期檢測也許有益，但愈早不見得愈好

早期診斷的思維很簡單：愈早發現異常愈好。一般人容易以

為，獲得最大效益的方式就是盡早找到異常。但如今你也知道，這反而會造成過度診斷。問題在於，未能區別所謂「早期」指的是多早。我們必須分得更細：早期檢測也許有益，但愈早不見得愈好。換句話說，幾乎可以確定有個負面效益的門檻，一旦跨越就代表早過頭了，因為把太多人貼上生病的標籤，讓低風險的民眾受到治療的危害。

問題是：「負面效益的門檻何在？」遺憾的是，沒有人可以給予確切的答案。但我可以告訴你，我們何時應該開始擔心這個問題：明明沒有症狀，卻仍做出診斷。這麼早診斷出的異常或疾病（即在症狀出現前）不見得都會引發症狀。

一般來說，及早治療有症狀的疾病是件好事[6]。我們寧願處理剛出現的皮膚割傷，也不想等到發炎再來治療。我們寧願肺炎患者初期便來看診，不希望他們出現呼吸困難和低血壓等症狀才就醫；我們也希望心臟病患者初期就來看診，而不是他們等到心律不整和低血壓才就醫；我們同樣希望女性發現乳房有小腫塊便來看診，不願她們等到腫塊變大才就醫。

所以當我主張我們對於早期診斷要抱持適度懷疑，其實是針對在無症狀情況下所做出的診斷，因為此時可能會發生過度診斷。我並不是說所有疾病在症狀出現後都治得好（大部分有症狀的肺癌和胰臟癌都無法治癒），也不是說無症狀時不應該做出任何診斷（重度高血壓當然應該及早診斷）。我只是建議，我們對健康民眾身上的早期診斷應該格外謹慎。

在多股力量的綜合作用下，醫療照護已成為所有人生活中愈發重要的一環——即使我們健康也一樣。科技愈來愈發達意味著更多可能；社會愈來愈富裕代表買得起更多東西；而市場規模（即一大堆健康民眾）則意味著強大的經濟誘因，提倡健康民眾的早期診斷服務。因此，務必要思考的是，醫療何以影響人生經驗。你把醫療用來解決觀察得到的問題嗎？還是當成尋找並因應未知問題的工具呢？當然，選擇不只有兩項，大部分的人都希望醫療某種程度上能兩者兼顧。但在決定個人與醫療的關係時，可能會著重於不同的策略。

有些人可能偏好追求健康：注重健康的主觀感受，健康時盡量減少醫療。他們可能會接受機率較高的死亡或失能（disability），盡量不把問題醫療化，並降低過度診斷和過度治療的機率。他們較想等到看得出問題時，再尋求醫療服務。

有些人可能希望揪出疾病：想方設法維持未來的健康，減少自己的死亡率和失能率——即使知道自己更容易被診斷出疾病、更可能頻繁地接觸醫療、甚至更容易蒙受負面影響也一樣。他們寧願努力避免死亡、選擇讓醫療成為生活中更大的角色。但積極尋找身體的異常，就很難促進健康。為了確定自己完全沒事，許多人會追求早期診斷。諷刺的是，這項方法只會增加自己得知異常的機率。

我個人的看法如下，說不定有所幫助：就我對自己死因的掌控程度來說，我的優先考量並非避免死於心臟病、動脈瘤或癌症。我更在意自己一旦住進長期照護中心，認知能力會緩慢衰退。對我來說，延年益壽並非唯一重要的結果，我格外重視主觀健康的感受，寧願避免接受多餘的醫療，蒙受不必要的治療副作用。

　　當然，每個人都有各自的人生觀，也可能對不同疾病有不同看法——尤其是若有特定疾病的家族史，更會有不同的感受[7]。另一項變數是，不同人生階段可能會有不同的想法。當我們需要承擔重責大任，例如照顧小孩，就可能更重視「好好活著」；但人生走到後半，我們可能更重視「保持健康」。所以我們理應抱持的想法是，一般人對早期診斷會做出不同決定，而且決定可能會隨時間改變。簡單來說，沒有單一的標準答案。

拆穿看似有理的宣導訊息

　　若你決定不要一味追求早期診斷才是最佳辦法，就得準備好對抗當前文化中，想說服民眾做篩檢的各項宣導訊息。我知道前文已提過，但這件事太重要（這些宣導也極具說服力）值得我再一次強調。這類宣導常常反映了信念而非數據，先來看看以下文字：

> 當地電視台：「保持健康比恢復健康來得簡單也便宜，所以快利用「4NEWS Health Fair」篩檢來維持良好的體魄。你絕對會——長期下來不但節省更多花費，還能讓健康保持在最佳狀態，而不是生病了才努力要復原。」
>
> 當地醫院：「血管疾病可能會致命或讓人半身不遂。不要成為受害者，你有中風或動脈瘤的風險嗎？血管疾病篩檢可以救你一命。」

對於早期診斷可以救命或讓人更健康的主張，應該抱持懷疑的態度。這些主張真假難辨。唯一的確認方法就是取得可靠的隨機試驗資料。

許多宣導都誇大了疾病的普遍性與嚴重性，其中不乏疾病防治團體的宣導：

> 疾病防治團體：「骨質疏鬆症會讓骨頭變得脆弱，輕輕跌倒就可能造成骨折，嚴重時就連打噴嚏也無法倖免。據估計，二分之一的女性和四分之一的男性未來至少會發生一次跟骨質疏鬆症相關的骨折……假如你有骨質疏鬆症的家族史，可能就是高風險群。讓一輩子的骨頭健康成為家族傳統吧。」

現在有很多方式可以操縱統計資料，讓疾病聽起來很普遍或每個人都有罹病風險，實際上卻只有一小群人受影響。舉例來說，骨質疏鬆症引發的骨折絕大多數是七十五歲或八十歲後發生，但統計資料通常會包括五十歲以上的民眾，聽起來好像巨大風險即將來臨，孰不知還要等二、三十年。

還有宣導訊息凸顯存活率大幅上升：

> 全美新聞雜誌：「若癌症發現得早，存活率高達90%；若癌症發現得晚，存活率僅有10%。」

早確診的患者存活率確實較高。過去五十多年來，許多疾病的存活率也確實大幅上升。但這些數字都無法告訴你早期診斷的效益。存活率上升可能單純反映民眾較早確診，死亡時間並沒有延後，只是確診到死亡的存活時間拉長。這也可能反映過度診斷的結果，即注定不會死於該疾病的民眾被確診。

其他宣導訊息具有強大的情感渲染力，運用親朋好友或名人的現身說法，宣稱他們因為早期診斷「撿回一命」：

> 電視新聞記者暨癌症倖存者：「我給四十五歲以上男性第一個建議，就是每年都要做攝護腺檢查，包括 PSA 血液檢查和肛門指診，讓醫生摸看看攝護腺有沒有腫塊。這時候就別害羞了。早期發現可以救你一命。」

目前，許多人似乎都屬於這一群。但這就是篩檢的人氣悖論：篩檢引起愈多過度診斷，就愈多人覺得自己因為篩檢撿回一命，篩檢便更加廣受歡迎。你永遠都聽不到被過度診斷的民眾現身說法，因為根本不可能知道這些人是誰[8]。

媒體固然充斥著早期診斷的宣導，但最具說服力的建議很可能來自你的醫生。跟建議多做診斷的醫生唱反調有時很困難，因為有些人可能怕得不敢拒絕檢查，也可能害怕惹怒醫生、被怪（或感到）不負責任或擔心自己未來會後悔。本書另一位作者的經驗便凸顯了想拒絕檢查的患者所面臨的困境。別忘了，這位作者也是醫生。

> 這個故事發生在我懷第二胎的期間。但我得先從老大說

起：我的女兒艾瑪比預產期早六個禮拜出生。她全身是亮黃色（由臀位分娩挫傷引發的高膽紅素所造成），其他一切健康。她不需要額外供氧、出生第二天就能喝母乳，而且過幾天膽紅素值就開始下降了。回想起來，我覺得艾瑪已準備好要出生了，只是剛好在孕期「常態」分布邊緣。但當時情況十分可怕，艾瑪在新生兒加護病房住了一整個禮拜，每次聽到警鈴響起，我都覺得心跳瞬間停止。

兩年後，我懷第二胎。在經歷了起初興高采烈的階段（隨之而來的當然是嚴重孕吐）後，我到當地醫學中心找了「首屈一指」的產科醫生做產前檢查。她十分憂心。由於我的第一胎是早產兒，因此我被歸類為高風險孕婦。她不相信什麼「常態分布邊緣」的說法，認為我應該向高危險妊娠門診掛號。

她講愈多次高風險，我就愈感到焦慮。儘管我心跳加速、冷汗直冒，我依然沒忘了一些事，我的工作專門在研究風險，因此我知道了解風險的第一步，就是取得確切數據。所以我問了些問題：「妳所謂『高風險』是什麼意思呢？什麼有『高風險』？」答案是「生下極早產兒的高風險」。但我一開口向她要統計資料（生下極早產兒的機率）她卻給不出來，卻很肯定機率很高。

而由於我是高風險孕婦，一定得接受高風險治療，因此儘管懷孕初期通常不會做骨盆檢查，她還是建議我做一下。檢查完畢後，她表示我的子宮頸有點偏軟（這當然是很主觀的看法——因為大部分孕婦此時不會做骨盆檢查，我很好奇確切知道此時子宮頸應該有何觸感的產科醫生有多少）。子宮頸偏軟可能會有問題，所以她建議照陰道超音波來評估子宮頸長度——當時公認是判斷早產的絕佳指標。於是我照了陰道超音波（結果顯示子宮頸長度正常），但那位產科醫生想要繼續做常規骨盆檢查，以免遺漏任何可能反映早產的徵兆。

我的先生史蒂芬（他也是醫生，同時是本書作者群之一）幫了大忙，說服我拒絕產科醫生的建議。他認為若無法可靠地判讀結果，根本沒有做檢查的道理，而且這些檢查只讓我們夫妻倆焦慮不已。

因此我跟醫生說，自己不想再做這些常規檢查了。她雖然同意，卻也表明我要準備好承擔後果（所以我不僅得成天活在可能早產的恐懼中，還要擔心萬一不幸早產，得背負不接受產前監測的責任）。當然，醫學目前並無有效療法能避免早產，所以很難知道產前監測有沒有用；但如今我因為拒絕了醫生建議的治療，頓時覺得更加無助。

在拒絕做高風險監測後，我改為接受一般孕婦的常規檢查，即體重和葡萄糖等數值的量測。我的產科醫生再度表示憂心。雖然我孕吐得嚴重，體重卻直線上升（史蒂芬試圖安慰我，說的話卻很煩人；他叫我不要擔心，增加的五十磅中，寶寶大概至少占了四磅）。

懷孕前，我的體重從來沒出過問題，艾瑪出生後也很快瘦了下來。但產科醫生警告我過重的危險，還教我如何避免攝取熱量。我的心情又開始變差了。然後她又說，我需要做葡萄糖耐量試驗（但我當時的血糖明明是正常值）。從這個檢查結果可以得知，我在懷孕期間是否有糖尿病風險。

　　我在讀了葡萄糖耐量試驗指南部分內容與其未知的效益後，詢問醫生是否真的要做檢查。她覺得我根本瘋了：「妳體重增加這麼多，明明就是高風險孕婦，卻不做任何監測檢查，現在又不想做葡萄糖耐量試驗。難道妳不在乎自己的孩子嗎？」

　　上述這段話可能是人身攻擊，類似貝瑞茲在一九二七年面對的嘲諷，是正常的反應。她的兒子艾利同樣正常，而且是足月出生，所以一切平安無事。但她回想起這切，覺得懷孕期間被當成病人看待，而且充滿了焦慮感，既擔心發生不好的事，也深怕被貼上「難搞孕婦」的標籤。麗莎的故事凸顯了患者若選擇不做篩檢，可能得面對醫生的刁難。醫生很容易就能讓患者對不檢測感到焦慮。但這不代表患者就此踏上危險的道路。有些醫生可能會無視檢測的缺點，包括所費時間、各種麻煩、情緒煎熬和身體危害，但這些缺點千真萬確。

　　並非所有醫生都像麗莎的醫生。許多醫生對診斷的態度，比你想得還要保守。別忘了，我們的預設是民眾都希望接受檢測（即希望揪出疾病）。至於傾向追求健康的人，不應該允許醫生把異常一視同仁。這般謹慎的態度不只是適用於篩檢，也適用於健康出了小問題時該如何界定異常（我們通常是這樣意外發現異常，從而導致更多的過度診斷）。希望採取更周延做法的患者，也許不會被醫生當成唱反調，反而令人耳目一新。醫生和患者都需要明白，拒絕檢查也可以獲得接受。

預防疾病並不只靠早期診斷

難以用批判眼光思考早期診斷的原因之一，就是早期診斷已跟預防醫學劃上等號。預防醫學是社會公認毫無疑問的好事，因此早期檢測想必也是毫無疑問的好事。一旦事物被貼上如此絕對的標籤，就很難用思辨的眼光看待。因此，務必要認清早期檢測只是預防醫學的面向之一。實際上，有些人主張早期診斷無關乎預防，因為目的只是要找到疾病，而不是預防疾病。當然，背後的理念是要早點發現異常，避免異常導致的後果。但如你所知，許多人身體裡都有注定不會惡化的異常。所以諷刺的是，生病最快方式，就是進行這類預防醫療。

幸好，預防醫學也包含提倡保健。提倡保健就好像你在小時候，老一輩可能常跟你說的話：不要吸菸、多吃蔬果、去外面玩（隱含的意思是：多多運動來宣洩精力），而觀念很單純：活得健健康康。

這跟早期診斷截然不同。早期診斷是機器（通常由過度謹慎的人類判讀）可能給你的建議。化驗、X光、掃描和基因檢查都是要揪出毛病。但提倡保健不只是要延長壽命或避免疾病與失能，因為健康二字不只是「沒有疾病」，也關乎個人的感受、是當下的心態。

因此，保健計畫需要比傳統醫療運用更多參數來評斷。我與本書其他作者認為，凡是能讓民眾感到自己更有韌性，無論生理或心理皆然，就是最值得推廣的保健計畫。我所謂的「韌性」，指的是自我覺得堅強、有能力主動參與並享受人生，也有辦法因應突如其來的逆境。

針對不同的人，這項目標的實現可能需要不同行為。而由於「健康」的意義因人而異，因此我們對特定策略所能提出的科學論據永遠都有侷限。但說來諷刺，我相信追求健康並不需要過度關注健康。窮擔心以後可能罹患的疾病，可能會成為麻煩的焦慮來源、導致我們尋求太多醫療；這當然會造成過度診斷。

而如你所知，過度診斷並不是追求健康的正途。

注

1. 這段文字摘自大衛・阿爾特（David Alt）筆下《*Glacial Lake Missoula and Its Humongous Floods*》（Missoula, MT: Mountain Press Publishing Company, 2001）。想了解這類驚心動魄的地質大災變，該書是絕佳入門。
2. 包括黃石國家公園。在上一次冰河期期間，黃石高原有自己的冰層（不同於大陸冰層），來自這片冰層的冰川形成拉馬爾河（Lamar River）上的冰壩；這些冰壩後來崩塌，把大量洪水灌進天堂谷（Paradise Valley）。
3. 參考：Nancy Cordes, "Mammogram Task Force Goes before Congress," CBS News, December 2, 2009, http://www.cbsnews.com/stories/2009/12/02/eve-ningnews/main5868631.shtml?tag=contentMain;content; and Robert Pear and David Herszenhorn, "Senate Backs Preventive Health Care for Women," New York Times, December 4, 2009, http://query.nytimes.com/gst/fullpage.html?res=9F02E6DD113FF937A35751C1A96F9C8B63.
4. 別忘了，「症狀」的定義會浮動。愈來愈多常見的狀況被重新定義成症狀；此處係指未有重大疾病。
5. 如同大多數的通則，難免都有例外。症狀緩解並非萬無一失的檢驗效益方法，原因有二。首先，有些人單純因為有處置就覺得症狀有改善。這正是安慰劑效應：有時民眾就連服用惰性糖錠或接受假手術，都表示感受到益處。第二，有些症狀本身特性就是會突然出現或消失。背痛的患者最明白這點：有時背部毫無異狀，有時卻痛得受不了。這兩項因素可能導致民眾把醫療干預視為有益，但其實是安慰劑效應或突然改善。結果就是，想要檢驗當前症狀的醫療干預，隨機分派試驗依然是最值得信賴的方法。實驗中，受試者隨機拿到藥物或安慰劑，接著進行標準化症狀評估。若藥物有效，拿到藥物的實驗組健康狀況，平均優於服用安慰劑的對照組。
6. 同樣地，大多數的通則難免都有例外。有些症狀最好不要處置，不大會造成困擾的症狀尤其如此。既然有些症狀自己會消失就沒理由早期處置。
7. 我父親在六十歲死於轉移性大腸癌。我知道這是大腸癌相對較弱的風險因子但足以讓我選擇在五十歲時接受篩檢式大腸鏡檢查。只是我不確定自己未來是否會再檢查一次（我的猶豫跟過去自己的篩檢經驗無關，以前檢查都很順利，而且很有意思）。
8. 目前確定是否被過度診斷的唯一方式，就是對方在確診疾病後從未接受治療，直到死亡都沒有出現任何相關症狀。

謝詞

家母在本書即將完成之前過世了，因此本書要獻給她，我也應該謝謝她在世時的貢獻。雖然她未能直接給予本書任何建議（除了部分「笑」果），但可以肯定的是，她為我奠定了寫這本書的基礎。我就讀高中時，母親比任何人都嚴格地要求我的寫作。她毫不諱言地指出，優秀的寫作得來不易，只能靠仔細思考和不斷修改來達成。也許更重要的是，她對於醫學專業同樣要求嚴格。我就讀大學和醫學院期間，因為她的關係了解何謂醫療氾濫；一九七〇年代，她是州立需求認證審核計畫（certificate-of-need program）的一員，同時擔任醫院理事，經常得處理類似的問題（「這個鎮上真的需要兩台 CT 掃描機嗎？」）。種種的影響終究構成了我寫本書的動機。

儘管我對書中文字負有全責，但對於有些觀念也不敢掠美。若非有其他同仁的心血，本書就不可能完成。遺憾的是，他們的貢獻只能在附注裡描述。有些人的貢獻不僅限於科學資訊，還幫忙了寫作本身。本書另外二位共同作者麗莎・舒華茲與史蒂夫・沃洛辛就是如此，他們二人不僅進行大量原創性的研究，也參與整本書的撰寫過程。我也想感謝同事比爾・布萊克（Bill Black）

與懷利・柏克（Wylie Burke）貢獻心力，他們的研究與回饋對放射科相關章節（第三章與第七章）與遺傳學（第九章）有莫大助益。

想法與寫作過程的專注力是寫書的必要條件，但光有這些還不足夠，最後的必要條件是時間：要有時間書寫，也要有時間思考。我很感謝退伍軍人事務部（包括其衛生及公共服務部，以及白河口分院）支持我在年休期間撰寫本書，以及支持我過去二十多年來的研究工作。我特別要感謝最近退休的醫院主任葛瑞・德蓋斯塔（Gary DeGasta），過去二十年來努力實踐他對退伍軍人事務部旗下的鄉村型地區醫院的理念，並針對美國醫療體系提出一些大哉問。

我還要感謝其他人的協助，讓我得以安心年休。謝謝赫爾穆舒曼健康生活特別援助計畫（Helmut Schumann Special Fellowship in Healthful Living）提供薪資補助，也謝謝蒙大拿州立大學與新墨西哥州銀城蓋拉地區醫學中心（Gila Regional Medical Center）提供交流與辦公的空間。

最後，我要感謝內人琳達，不僅對我百般容忍（不斷聽我重覆書中內容），還能適時給我個人空間（我在寫作時偶爾不大好相處），她的陪伴是我堅持至今的力量。

H・吉爾伯特・威爾奇

寫於佛蒙特州

譯名對照
（按：依照英文首字字母順序排列，詞條最後的數字為首度出現在本書的頁碼）

人名

專有名詞

機構、組織、學校、企業

報章雜誌、學術期刊、書籍、電視節目

公衛宣傳標語

圖表索引

圖索引

表索引

國家圖書館出版品預行編目 (CIP) 資料

過度診斷：我知道「早期發現、早期治療」，但是，
　我真的有病嗎？/ H. 吉爾伯特·威爾奇 (H. Gilbert
　Welch), 麗莎·舒華茲 (Lisa M. Schwartz), 史蒂芬·
　沃洛辛 (Steven Woloshin) 著 ; 林步昇譯 .
　-- 初版 . -- 臺北市 : 經濟新潮社出版 : 家庭傳媒城邦
　分公司發行 , 2019.09
　　面 ；　公分 . -- (自由學習 ; 24)
　譯自 : Overdiagnosed : making people sick in the
　　pursuit of health
　ISBN 978-986-97836-3-7(平裝)

1. 診斷學 2. 醫療過失

415.21　　　　　　　　　　　　　　　108013545